臓器移植の誤解をとく

いのちをつなぐ贈りもの

吉開 俊一

木星舎

はじめに

私は脳神経外科の専門医で、第一線の救急病院に長年勤務してきました。現在は穏やかな一般病院に勤めていますが、かつては土日祝日、盆正月なく、夜昼の区別なく、文字通り二十四時間三六五日、脳血管障害（くも膜下出血、脳内出血、脳梗塞）、頭部外傷（重症脳挫傷）など重症の脳の病気の診療を二十五年以上続けてきました。夜中に病院からの突然の呼び出しに応じ、いきなり出勤して六〜七時間にもおよぶ手術をすることもしばしばでした。治療の結果はおおむね良いのですが、重い後遺症が残ったり、意識が戻らないままお亡くなりになることも多々ありました。人は誰でも死ぬ運命にあるとはいえ、患者さんの死は主治医であり執刀医の私にとって、とても辛いものでした。

ところで私は、元来、移植医療を毛嫌いしていました。一九六八年の和田心臓移植事件（九九ページ）を知り、一九九九年の高知赤十字病院で行われた日本初の脳死での臓器提供の大騒動をみて、あんな理不尽なことには巻き込まれたくない、自分は絶対に移植医療に関わるものかと思っていました。移植医療の専門医が時々病院を訪れ、移植医療の素晴らしさを説き、脳外科医や救急医に臓器提供に関わるよう要請していました。しかし、脳外科医が救命できなかった人の体から、臓器だけを抜き取りに来るとはなんと失礼な、などと冷ややかな目で見ていました。

ところが二〇〇四年に私の上司の医師が担当する患者で、臓器提供のカードに提供希望のサインがあったことから、心停止後の腎臓提供となりました。私は、なぜわざわざそんなことに関わるのか、マスコミがわんさと押しかけて病院に迷惑がかかるし、記者会見などで混乱するはずと身構えていました。しかし実際は、記者は取材に来ず、記者会見もなく、腎臓提供が速やかに行われ、ご遺体は静かに自宅に帰られました。その時の私は、心停止後の臓器提供ではメディアに情報公開をする必要がないことを全く知りませんでした。臓器提供を嫌がり、忌避したからこその無知だったわけです。

その後、提供に関わった移植コーディネーターと知り合い、事情を確認する機会を得て、私が持っている臓器提供の知識のほとんどが誤解や先入観に満ちていたことを痛感しました。そして、今度は自分自身が担当して経験してみたいと思いました。

数カ月後、担当した危篤状態の患者さんのご家族に、臓器提供の気持ちの有無を恐る恐るお尋ねしたところ、思いもよらず提供を希望されました。そしてコーディネーターや院内の多くのスタッフの助けを借りて、無事に腎臓提供にたどり着くことができました。そのときの疲労と安堵は、過去の全ての手術よりも遥かに重く、充実していました。

同時に、猛烈に自省しました。もし私が、以前から臓器提供の事情やルールを知っていたら、過去亡くなられた多くの方のご家族に、臓器提供の意思の有無を尋ねていたでしょう。そしてもし提供の希望があれば、それぞれのドナーからの二つの腎臓で、待機する二人の患者さんが助かっていたはずです。医師という人の命を救う仕事をしていながら、無知と愚かな偏見を持ち、目の前の患者にしか考えが及ばない、視野の狭い人間になっていたのです。私は、穴があったら入りたいほどの恥ずかしさを感じました。

その後私は、四年間で十一名の心停止ドナーからの腎臓提供を経験し、同時にほとんどの脳神経外科医師が知らない多くの提供の事情を知りました。その後、私は転職にともない救急医療から身を引いたのを機に、今度は一般の人や医療関係者へ、臓器提供についての啓発の必要性を考えました。そしてその後、一般市民向け講演、臓器提供側及び臓器移植側の学会や病院での講演、医学関係の教育など、二百数十回の啓発活動を展開してきました。

本書は、私の一般市民向けに行った啓発講演の内容をそのまま書き下ろしたものです。最初から順に読まれる必要はありません。目次を見て、興味があるところから読まれて結構です。日本の移植医療についてのモヤモヤが全て晴れることでしょう。

なお、本書で述べるデータや法令は、日本臓器移植ネットワークホームページの「法令集&マニュアル」、「臓器移植とは？　臓器提供とは?」、「移植に関するデータ　移植希望登録者数　臓器提供数／移植数　脳死での臓器提供」、日本透析医学会ホームページの「我が国の慢性透析療法の現況」、日本移植学会ホームページの「ファクトブック、データで見る臓器移植」など、全て一般公開されている資料を参考にしました。

なお本書では、以下、臓器や組織の提供者を「ドナー」、移植を受ける患者を「レシピエント」、臓器提供に関する意思を表示したカード（専用カード、健康保険証、運転免許証、マイナンバーカードなど）を「カード」、日本臓器移植ネットワークを「ネットワーク」、ホームページを「ＨＰ」と表します。また「施設」とは、医療施設つまり病院の意味です。

目次

臓器移植のQ&A・・疑問と誤解

COLUMN

日本の移植医療の基本情報

組織の提供と移植

臓器移植と組織移植

移植には、臓器移植と組織移植の二種類があります（図１：提供可能な臓器と組織　提供手段）。

組織移植の場合、用いることができる組織について、日本組織移植学会ＨＰのガイドラインでは、死後、善意によって提供された膵島《すいとう》（ランゲルハンス島）、心臓弁、大血管・末梢血管、皮膚、骨・靭帯、角膜等、羊膜（卵膜）等とする、とあります。これらの中には生体（生きている人）より採取されるものもありますが、一般的には人の死後に提供され、日本組織移植学会認定コーディネーターが仲介します。これらの組織は全て、脳死の状態でも心停止の後でも提供が可能です。また摘出手術では、臓器の後に組織が摘出されます。

膵島は膵臓の中にある、インスリンを分泌する小さな細胞の塊です。もちろん肉眼では見えないほど小さいも

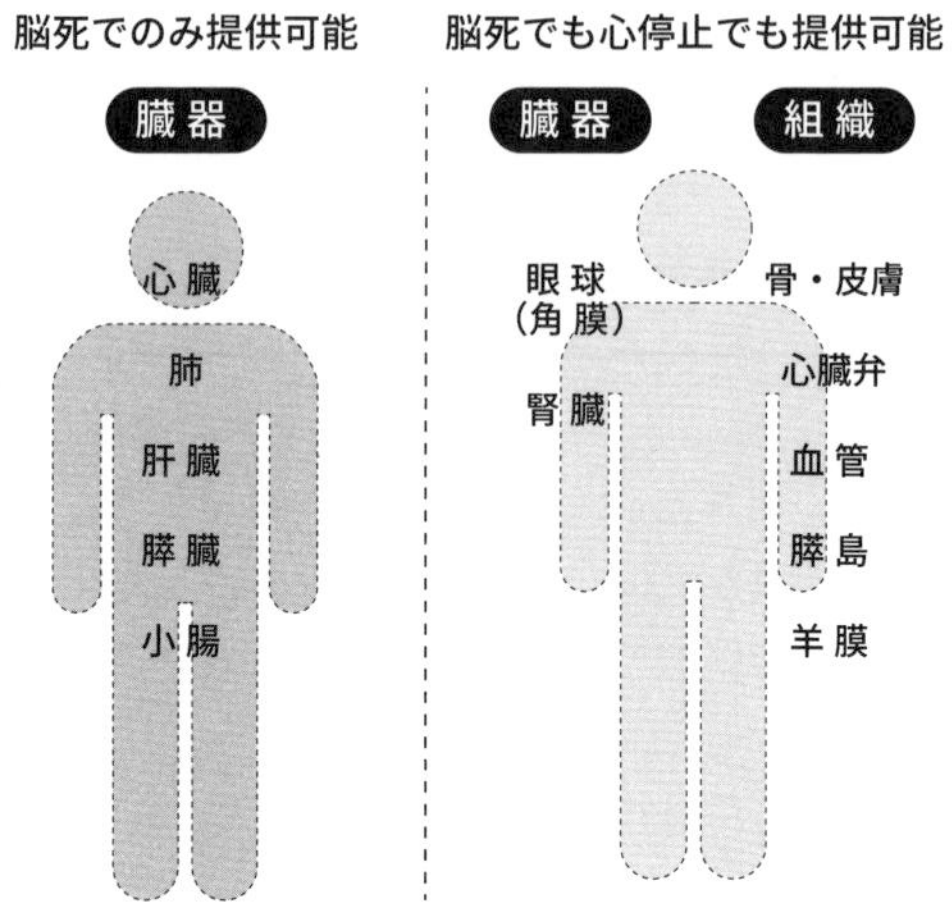

図1：提供可能な臓器と組織　提供手段

のです。膵臓を摘出し、大学の研究室で半日をかけて数十万個の膵島を液の中に抽出します。そして若年性I型インスリン依存型糖尿病の患者の腹部から、肝臓の中の門脈という血管へ細い管を入れ、そこへ膵島の液を点滴で入れます。膵島は肝臓の中で定着し、インスリンを分泌して糖尿病の治療を容易にします。膵臓そのものを移植するか、膵島に調整して移植するかは複雑な条件によるため、本書では解説を省略します。

心臓弁は、心弁膜症の治療に用いられ、機械弁や動物弁よりも管理が容易で長持ちします。

血管のうち動脈は、解離《かいり》性動脈瘤《せいどうみゃくりゅう》、動脈破裂や動脈閉塞の治療に用いられ、細菌感染に強く、手術操作が容易です。

皮膚は、太ももの裏側や背中からピーラーのような器具で薄い膜状に採取され、やけどの治療などに用いられます。移植した皮膚はそのまま定着するのではなく、患者自身の皮膚が延びてキズを被うまでのカバーの役目をします。

骨は、骨折や骨変形の治療に用いられ、骨片の形で埋入固定されます。骨は主に大腿骨から採取されます。骨の採取後に、骨の代わりになる器具を入れるため、足がブラブラになることはありません。

角膜は、眼球全体が摘出された後、眼球から角膜だけが別途採取され、角膜の病気の治療に用いられます。日本では、年間およそ一五〇〇例の角膜移植が行われています。なお、角膜は組織ですが眼球が臓器であるため、眼球摘出は臓器移植法に則《のっと》り行われます。眼球を摘出し角膜を提供することを「献眼」といいます。ちなみに、摘出した眼球をそのまま移植すると思っている人がいるようですが、それは誤りです。あるいは、眼球を摘出した後がほら穴のようにぽっかりと空いて醜くなるというような誤解もありますが、専用の義眼を施すため、ご遺体の顔を見ても献眼したとは一見してはわかりません。その他にも最近は、出産のときに得られる**卵膜**（子宮の中で赤ん坊を包む膜）の一部である羊膜も、角膜の再生治療に用いられるようになりました。

二つの学会、二つのコーディネーター資格

組織移植には専用の法律がなく、学会による手作りの活動で運営されています。また、臓器移植の学会と組織移植学会は全く別の団体であり、組織移植と臓器移植の各コーディネーターは全く別の資格です。そのため、一人のコーディネーターが両方の資格を持っている場合は、家族への説明は一度ですみますが、片方の資格しか持っていない場合は、各コーディネーターが入れ替わり説明することになり、非効率的で、ドナー家族は余計に疲れてしまいます。学会もコーディネーターも統一し議論をまとめ、提供の効率性を改善したいものですが、臓器移植の斡旋《あっせん》には国の補助金が充てられ、一方、組織の斡旋は補助金の対象外とされるなど、運営母体のハード面の問題も壁となっています。

臓器の提供と移植

臓器移植の場合、用いられる臓器には、眼球、肺、心臓、肝臓、膵臓、腎臓、小腸があります（図1）。そして、

提供の手段として、「生体からの提供」と「死体からの提供」の二種類があり、さらに死体からの提供には、「脳死の状態での提供」と「心停止後の提供」の二種類があります。なお、脳死を患者の死とするか否かについては、後の章（臓器提供と脳死の関係　七九ページ）で詳しく解説します。

　脳死の状態では心臓が動いているため、手術室での摘出直前まで体内の臓器に血液が十分に流れています。一方、心停止後の提供では心臓がジワジワと弱り、停止した後に、手術室で臓器を摘出します。つまり臓器摘出までに、臓器への血流がどれほど減るか、途絶えるかがポイントとなります。

阻血時間

「阻血《そけつ》」とは臓器に血液が流れていない状態をいい、ドナーの心臓が停止し（あるいは血流を遮断し）、臓器を摘出するまでの時間を「温阻血時間」、摘出した臓器を冷却し搬送する時間を「冷阻血時間」、ドナーの心停止（あるいは血流遮断）からレシピエントに移植した臓器に血液が流れるまでの時間を「総阻血時間」といいます。

　血圧が徐々に下がり、血流が少なくなるとすぐに傷みはじめる臓器（移植に耐えられる阻血時間が短い臓器、つまり心臓、肝臓、肺、小腸、膵臓）は、自然な心停止の後では提供できません。しかし、手術室で臓器への血流を一気に遮断し、すぐに適温に冷やす脳死での提供は可能です。この点では生体あるいは脳死で提供される臓器は新鮮と言えます。

　なお最近は、肝臓を心停止後に摘出し移植する研究が進んでいます。摘出して移植するまでの間、肝臓の中に血液の代わりとなる特別な液を機械で流して、長い阻血に耐えさせる研究です。これを「臓器蘇生」と呼んでいます。臓器を蘇らせるという、いかにもバイオテクノロジー的な表現です。

生体からの臓器移植

生体からの臓器提供事情

生体での提供が行われているのは腎臓、肝臓、肺です。腎臓は体内に二つあり、その内の一つを取り出して移植します。肝臓はその一部を切り外して移植します（生体部分肝移植）。肺は、一人のレシピエントに対して二人の生体ドナーから、それぞれ肺の一部が提供され移植されます。

生体からの臓器提供では、健康なドナーにメスを入れて臓器を摘出することの是非が問われます。生体ドナーの健康が損なわれるならば、臓器提供は絶対にすべきではありません。特に、腎臓は残り一つでも大丈夫と言われますが、もともと二つあるにはそれなりの理由があるはずです。また健康なときは一腎でかまわなくても、後に何かの病気になったときに、一腎しかないことが不都合になることは十分に考えられます。

二〇一九年の日本臨床腎移植学会では、生体腎臓ドナーの体内に残った一つの腎臓が病気となり、腎臓移植が必要になった場合、レシピエントとしての優先順位をどうするかのルール作りが提議されました。

日本移植学会ＨＰ内の「ファクトブック二〇一八」によると（表１：臓器別移植件数　二〇一七年）、二〇一七年の一年間で腎臓の移植を受けたレシピエント一七四二人の内訳は、脳死ドナーからの移植が一三三人（7・7％）、心停止ドナーからが六十五人（3・7％）、そして生体ドナーからが一五四四人（88・6％）であり、生体間移植が群を抜いています。また二〇一八年の統計では、脳死ドナーからが一二七人（六人減）、心停止ドナーからが五十五人（十人減）、生体ドナーからが一六七三人（一二九人増）となり、腎臓移植はますます生体間

（単位：人）

	脳死ドナーから	心停止ドナーから	生体ドナーから	総　数
腎　臓	133	65	1544	1742
心　臓	56	0	0	56
肝　臓	69	0	347	416
肺	56	0	10	66
膵　臓	42	0	0	42
小　腸	0	0	0	0
全臓器	356	65	1901	2322

日本臓器移植ネットワークのデータより改変

表 1：臓器別移植件数　2017 年

に傾倒しています。

二〇一七年の肝臓のレシピエント四一六人の内訳は、脳死ドナーからの移植が六十九人（１７％）、生体ドナーからが三四七人（８３％）で、こちらも生体ドナーが群を抜いています。なお、肺のレシピエント六十六人の内訳は、脳死ドナーからの移植が五十六人（８５％）、生体ドナーからが十人（１５％）であり、肺では生体間移植の条件が整いづらい事情を反映しています。

なお、膵臓と小腸の生体からの移植は、可能ではあるものの諸条件が整いづらく、二〇一七年では行われていません。

このように、死体ドナーが少ない日本では、健常な人にメスを入れざるを得ない事情が延々と続いています。

生体ドナーの血縁範囲

日本移植学会の倫理指針では、生体ドナーは親族に限るとされています。生体ドナーとなりうる血縁の範囲は、法的には、成人で、血族は六親等以内、姻族（配偶者の親族）は三親等以内とされており、手術を行う施設によっては、さらに厳しい基準（血族も三親等以内、あるいは血族ないしは配偶者まで提供を許可し姻族は認めない等）を設けています。

ちなみに一親等とは親か子ども、二親等とは祖父母、孫、きょうだいに当たります。さらに、親族五親等とは、例えばいとこの子どもに当たり、親族六親等とは例えば祖父のきょうだいの孫に当たり、姻族三親等とは例えば配偶者のきょうだいの子どもに当たるなど、範囲がとても広くなります。なお、夫婦はゼロ親等です。また、特別養子縁組の親子関係間での臓器提供も法的に許されていますが、それを悪用した臓器売買事件が発生しています（「臓器移植法十一条違反事件」について〈厚生労働省　資料二―一〉、「腎臓二〇〇万円　提供約束の疑い　臓器売買組幹部ら逮捕」警視庁〈ウェブ記事　産経ニュース　二〇一五年七月二一日〉などを参照）。

生体間移植の手続き・意思表示

生体間移植の場合は、ネットワークやコーディネーターは関与せず、手続きや手術はドナーとレシピエントと手術を行う施設で進められます。また、カードでの意思表示も不必要です。ただし、死体ドナーからの親族優先の提供には、カードなどの書面での意思表示が必須と法律で定められています。この違いが、次のようなトラブルを生じさせたことがあります（以下、移植関連学会で得た情報）。

自分の子どもに腎臓を生体間で提供することになり、病院でその手続きを進めていたAさんが、脳の急病で瀕死の状態となってしまいました。回復は見込めないと診断され、家族は当然、死亡した場合は子どもに腎臓を提供できるものと考えていました。

しかし、生体間移植ではドナーカードは不必要であるため、Aさんは自分の子どもに腎臓を提供できるのは当然のこととして、書面での意思表示をしていませんでした。法律上、死体ドナーの場合は、カードでの意思表示があれば、一つの腎臓を他人に提供することを前提にもう一つの腎臓を親族に提供することができます（親族優先提供）。しかしＡさんの場合は、カードでの意思表示をしていなかったので、たとえ提供しても二腎とも他人へ渡ることになり、自分の子どもへの提供が不可能となりました。そこで家族は提供すること自体を諦めました。家族は、Ａさんの腎臓には子どもの名前が書かれたタグがついていると激怒したといいます。これは、臓器提供は善意に基づく公平な公への貢献であるべきと考える法律が作った落とし穴の一例です。

死体からの臓器移植

心停止後と脳死、ともに提供できる臓器

阻血に強い腎臓は、心停止後でも脳死でも提供が可能です。膵臓は、膵臓そのものを移植するには脳死での提供が強く望まれますが、膵島の形で移植するならば、心停止後でも提供が可能です。ただし、腎臓や膵島を心停止後に提供する場合は、心臓が止まって長くとも一時間以内には摘出手術を終え、臓器を保存して搬送する必要があります。一方、角膜は阻血に強く、心停止後十二時間以内、条件が揃えば二十四時間以内で提供手術が可能です。なお、角膜移植には、公益財団法人日本アイバンク協会が関与します。

脳死でのみ提供できる臓器と移植までの手段

次に、心停止後では提供できない臓器、つまり阻血に弱く脳死でのみ提供できる臓器が、心臓、肺、肝臓、膵臓、小腸です。これらは、摘出後に専用の冷却液で保存されますが、それでもさほど長くは持ちません。臓器をドナーから摘出しレシピエントに移植するまでに許される総阻血時間の目安は、心臓：四時間、肺：八時間、肝

臓や小腸：十二時間、腎臓や膵臓でも二十四時間程度です。つまり、臓器を摘出して移植するまでに分単位のロスも許されず、手配、準備、手術など全てに手際の良さが求められるのです。

腎臓は、ドナーがいる都道府県の中か近隣県のレシピエントに配分されますが、脳死でのみ提供される臓器は日本中に配分されます。例えば、摘出後四時間以内に移植せねばならない心臓を、緊急車両やチャーター機あるいはヘリコプターを使って日本中に運ぶ大変さは、想像を絶するものです。また到着した臓器をすぐにレシピエントに移植するため、臓器がドナーから摘出された時点でレシピエントは手術室に入り、あらかじめ手術で臓器を露出した状態で数時間待機することになります。このように、一人のドナー、特に脳死ドナーが発生すると、日本中の多くの関係者が一斉に動き出すことになります。

臓器移植のタイミング

臓器搬送の空輸手段は夜間に用いることはできないため、日の出に合わせた離陸をもとに逆算して全体の計画を組むこともあります。例えば心臓の空路搬送の場合は、その期日の日の出の時刻や天候、施設から空港までの距離や道路事情や搬送手段を検討し、ドナーを夜明け前に手術室に搬入し、まず最初に心臓を摘出します。空路ではなく新幹線などの鉄道手段を用いる際も、列車が動いている時間帯のみ搬送が可能です。悪天候や事故などで搬送が遅れたらと考えると、関係者らは気が気でないでしょう。

さらに、脳死での臓器摘出には、外部から多くの各臓器摘出チームやコーディネーターらが訪れるため、施設の通常業務を妨げないよう配慮しなければなりません。そのため摘出術は土日に行われるほうが、施設側や摘出チームにとって都合がよいかもしれません。それについては以前、メディアが臓器移植ネットワークの職員に、

「臓器摘出手術が土曜・日曜に行われることが多いようだが、その理由があるのか」と、曜日の都合で人の死の期日を決めているのかというような質問をしたことがありました。それに対し職員は、「偶然そうなっただけである」と回答しました。

そこで私は、二〇一七年四月一日から二〇一九年三月三十一日までの二年間の脳死ドナー一五一人の臓器提供日を調べてみました。その結果、土曜日が二十九回、日曜日や祝日が三十回の計五十九回でした。臓器摘出の曜日に偏りがなければ、摘出日が土日となる確率は約七分の二＝〇・三になるところですが、現実は一五一分の五九＝〇・四と高くなりました。

しかし、臓器提供は全て脳死判定日の翌日あるいは翌々日に行われていました。臓器摘出のタイミングは確かにさまざまな都合に合わせていると推測できますが、土日の頻度の高さはさほど不自然な偏りではありません。また脳死の状態では、心臓の働きが非常に弱く、いつ急に心停止に陥るかもしれません。そのような状態で、週初めに脳死判定をして、週末まで摘出を延ばすのは現実的ではありません。

レシピエントの選定

臓器のドナーが現れた場合、ドナーの血液を解析し、レシピエントを選定します。ネットワークＨＰには、各臓器別にレシピエント選択基準が挙げられています。主な前提条件としてまず、ＡＢＯ式血液型の一致か適合、リンパ球交叉試験が陰性であることなどがあります。さらに搬送時間（阻血時間）、ＨＬＡ（ヒト白血球型抗原）の適合度、待機日数、年齢などが点数化され、登録患者の中で優先順位が決められます。このような事情で、待機年数が長い待機者よりも短い待機者に先に臓器が配分されることもあります。

ネットワークは、選定された上位から順に待機者に連絡し、今回移植を受ける意思があるか、受けられる健康状況にあるか、などを調べます。その上で最終的に移植を受ける待機者を決定し、指定の施設で待機してもらいます。

脳死での提供と心停止後の提供の相違

ドナーの家族の視点から

脳死の状態（脳死と称される病態）については、後の章（「脳死の状態と死」六七ページ）で詳しく解説します。の患者の心臓は、かなりの量の強心剤の助けを得ているものの、自分の力で立派に動いています。そのため、体は温かく、唇や爪には赤みが差しています。自発呼吸（自分の力で息を吸ったり吐いたりすること）は完全に止まっているので、人工呼吸器が機械的に酸素を吹き込んでいます。脳死ドナーはこの状態で手術室に入り、数時間後に摘出手術を終え、出てきたときは、心臓は摘出されあるいは止められ、点滴の管や人工呼吸器などの機械類は外され、体は青白く冷たい死体となっています。つまり脳死での臓器提供は、ドナーに意図的な心停止をもたらします。たとえ心臓が摘出されない場合でも、他の臓器を摘出して、ドナーの心臓を止めて体を家族にお返しします。つまり、ドナーの温かい体が臓器摘出手術で冷たくなって戻るという状況に家族が納得し耐えられるか。家族側に立ったとき、脳死での臓器提供についての数多くの問題は、この一点に集約されると言っても過言ではありません。

一方、心停止後の提供は事情が全く違います。臨終に近いドナーの周囲に家族が集い、たとえ呼吸器がついていても心臓は徐々に弱り、最後には停止し、心電図モニターの波形は平らになります。体の赤みは消え蒼白となり、肌は冷たくなります。そこで主治医が、「お亡くなりになりました」と臨終を告げます。家族は一斉に嘆き悲しみます。そして、その数分の後にドナーの体は手術室に運ばれ、一、二時間後には家族の手に返されることになります。家族にとって、目の前で心臓が止まり体が冷たくなる通常の臨終を経た臓器提供は、脳死での提供よりはるかに受け入れやすいものでしょう。

この心停止後の提供は、ドナーが脳死の状態か否かとは無関係に行うことができます。つまり脳死での提供よりも機会がはるかに多いと言えます。懸命の治療にもかかわらず、救命が不可能であると主治医が判断すれば、家族と相談して無意味な延命を避けることもあります。つまり、呼吸のための管を喉に通す気管内挿管をせず、あるいは挿管はしても人工呼吸器をつけないこともあるのです。この場合は、短期間のうちに自発呼吸が先に止まり、それに合わせて自然に心臓が停止するため、人工呼吸器で管理される脳死の状態を経由しません。あるいは主治医が人工呼吸器をつけて、脳死状態でのわずかな延命期間を得ても、脳死判定や摘出手術の準備が整う前に心臓が止まることもあります。これらの場合でも心停止後の臓器提供は可能です。

提供施設の視点から

日本で脳死での臓器提供をする場合、世界で最も厳格な十一の基準項目に六時間（あるいは二十四時間）あけて二度適合することで、脳死の状態と判定されなければなりません。そして、家族が脳死での臓器提供を希望した場合のみ、脳死ドナーは「心臓が動いている死体」とされ、死亡診断書が書かれます。ここから先は、ドナーの治療ではなく、ドナーの臓器を温存するための手続きや医学的処置となります。主治医は、脳死判定による患者の死亡の時点で治療の中心的役割を終え、メディカルコンサルタントという外部からの移植の専門医師が中心となって臓器提供へ向かいます。さまざまな準備が整い、全ての細かな手順が確認されると、温かいドナーの体は手術室に搬送されます。心停止後の提供も同様ですが、当該施設や摘出チームの全スタッフはドナーに敬意を払い、黙禱を捧げて手術を始めます。脳死での臓器提供は、約三、四日間の短期濃密なストレスの下、わずかなミスも許されないスケジュールで遂行されなければなりません。

一方、心停止後の提供（主に腎臓の提供）は、脳死での提供とは全く異なります。ドナーは瀕死の重傷、死を避けられない危篤状態であり、数日あるいは数週以内に心臓が停止するのは確実です。しかし、当然ながら心停止の具体的な期日、時刻は全く予想できません。つまり予定が全く立たない状態です。そのような状況でも、心臓が止まり臨終が宣言された数分後には手術を開始する必要があります。このため、その施設の手術室を常時一室空けて確保しておき、手術室の看護師はいかなるときもすぐさま出勤する準備をし、主治医も施設を離れることが困難になります。

また多くの場合、市中の救急施設からの提供であるため、臓器を摘出する専門医らを外部から呼び寄せることになります。つまり摘出医師も、いつ呼ばれ、現地にどれほど滞在するかもわかりません。ドナーの血圧が下がり、いよいよ心停止が近いと主治医が判断し、手術室、看護師、摘出医師などにスタンバイを要請したとしても、ドナーの心臓が悪いなりに延々と頑張れば、準備は空振りとなり、皆は通常業務に戻り改めて待機することになります。全てが未定なのに、心停止の数分後に始まる手術に万全を期すという長期の重圧、重責が、心停止後の臓器提供のストレスなのです。

そのため、この重責を軽減し、家族の負担を軽減し、臓器が傷んで移植不可能となるのを防ぐ目的で、心停止まで残りわずかとなった時点で敢えて呼吸器を止めて心停止を迎える方法も採られていると聴きます。もちろん医療側による入念な説明に対し、家族が十分に理解し納得しているからこそ可能となることであり、私自身はそのような方法で問題が生じたと見聞きしたことはありません。

心停止後の臓器提供の場合は、心臓が止まり医師が死亡を宣告した後に、カードを提出したり提供の意思を告げればよいと思っている人がいますが、それでは腎臓が傷み、移植には使えなくなります。前述のように、心停止後の提供では、心停止後数分の内に手術室に入る必要があるのです。そして、ネットワークによる情報の共有やレシピエントの選定も含めると、心停止前に少なくとも二、三日の準備期間は必要です。つまり、発症後一、二日以内に心停止となる場合では、臓器提供そのものが不可能なのです。そして脳死での提供では、心停止後の提供よりもさらに長い時間的な余裕が必要になります。

法的視点から

一般的に「臓器移植法」と言われる法律は、正式には、「臓器の移植に関する法律」です。またこれは、死体からの臓器提供についての取り決めであり、生体間移植とは無関係です。一九九七年、最初に制定された臓器移植法では、脳死ドナーからの提供の場合は、ドナー本人が専用のカードに提供希望のサインをしていることが必須とされました。一方、心停止後の腎臓や組織の提供の場合は、本人が提供希望のカードを所有していなくても、本人が拒否していない限り家族の希望があれば可能とされました。その後、脳死での提供が年間十例ほどで低迷したため、二〇〇九年に法律が改正され、二〇一〇年に施行された改正法では、脳死での臓器提供の条件が、心停止後の提供と同一にまとめられました。

即ち、現行法の下では、本人の提供拒否の意思が書面や口頭などで明確な場合は家族の出番はなく、本人の意思通り提供にはなりません。一方、本人の意思が不明の場合や、本人の提供希望の意思が書面や口頭で明確な場合は家族の出番となり、家族が提供に関する最終的な決断をします。つまり、本人が提供を希望しても、家族が拒否することは可能なのです。

また、旧法では提供希望のサインは遺言と同様の効力と見なされていたため、遺言を書けない十五歳未満の子どもでは脳死での提供は不可能でした。しかし改正法では本人のサインが不必要とされたことで、十五歳未満の子どもからの提供も可能となり、小児臓器移植に希望と発展の機会をもたらしました。

報道の視点から

脳死での提供の場合は、ネットワークが臓器摘出前にドナーの存在をメディアに公表します。また、ネットワークＨＰの、脳死での臓器提供者の欄には、「〇〇病院に入院中の〇〇歳代の〇性（原疾患は〇〇）から心臓、肝臓……のご提供がありました」などと記載されています。かなり具体的な内容の場合が多いのですが、なかには「関東甲信越地方の病院に入院中の男性から」、「西日本地方の病院に入院中の六歳以上十八歳未満の方から」など、家族の希望に沿って情報を限定する場合もあります。

本来、個人の健康状態や死亡などのプライバシーは固く保護すべきものです。情報公開により、ドナーの近所や親戚間で無益なうわさや批判が広まる可能性もあり、ドナー本人や家族にとって不快な事態も起こりえます。以前は、施設名が非公開の場合でも、メディアは電話攻勢でその施設を突き止め、取材に押しかけていましたが、最近では、取材数はかなり減ってきています。脳死での臓器提供が通算六〇〇例を超えた今、今後も臓器提供の前にその情報を逐一世間に公表する必要性があるのか疑問に思います。臓器提供を終え、ドナーが退院し、全てが落ち着いた事後の発表でも十分ではないでしょうか。

一方、心停止ドナーの場合は、情報は非公開です。そして非公開であることに対し、メディアは何の異論も呈していません。死亡したドナーは臓器や組織を淡々と提供し、静かに退院します。後で述べるメディアのさまざまな異論は、わざわざ提供された情報に対するものであり、提供されない情報には問題意識すら抱かないことを不思議に思います。

日本の慢性透析医療

臓器別の移植待機者数

ネットワークＨＰに掲載されている死体ドナーからの移植に関するデータの「移植希望登録者数」（毎月更新）（図２：臓器別の移植待機者数）を見ると、二〇一九年四月三十日付では、心臓七三八人、肺三四七人、肝臓三二四人、腎臓一万二〇四四人、膵臓二〇九人、小腸二人とあり、のべ総計は一万三六六四人になります。つまり脳死でのみ提供可能な心臓、肺、肝臓、膵臓、小腸の待機者の総計は一六二〇人で全体の１２％に過ぎません。

一方、脳死でも心停止でも提供可能な腎臓の待機者は全体の８８％に当たります。さらに詳細統計の欄を見ると、心臓待機中の未成年者五十九人の内訳は、〇～九歳が二十五人、十～十四歳が十人、十五～十九歳が二十四人です。未成年待機者の五十九人は、心臓待機者全体の７・９９％、臓器移植待機者全体のわずか０・４３％に過ぎません。同様に、腎臓待機者一万二〇四四人中未成年者は九十六人で、その内訳は、〇～九歳が三十七人、十～十四歳が十人、十五～十九歳が四十九人であり、腎臓待機者全体の０・８％、待機者全体のわずか０・７％に過ぎません。

次にこの待機者数を、私の手元にある最も古い資料（二〇一二年二月二十九日付け）と比較すると、当時の総待機者数は一万三四七〇人（現在、一九四人増加）でした。そして脳死での提供を待つ心臓待機者が二〇三人（現在、五三五人増加）、肺待機者一八一人（現在、一六六人増加）、肝臓待機者四〇四人（現在、八十人減少）、膵臓待機者一九七人（現在、十二人増加）、小腸待機者〇人（現在、二人増加）の総計九八五人でした。一方、腎臓待機者数は一万二四八五人（現在、四四一人減少）でした。

二〇一〇年の改正法施行により、脳死と心停止のドナー数が大きく変化したため、各臓器の待機者にこのような増減が見られました。脳死でのドナー数は依然不足しているものの、わずかながら増えたのは確かであり、心臓や肺の待機者が移植医療に希望を持つようになったと思われます。その一方で、肝臓や腎臓の待機者減少は、生体間移植の発展に伴うものと推測されます。

いずれにしても、腎臓待機者が全体の約九割、それ以外の臓器の待機者の総数が約一割の状況は、この十年間ほとんど変化がありません。一方、メディアでは心臓移植を待つ幼児の記事が多いため、社会の多くの人は、臓器移植問題の中心は、脳死＋小児＋心臓の組み合わせと考えがちで

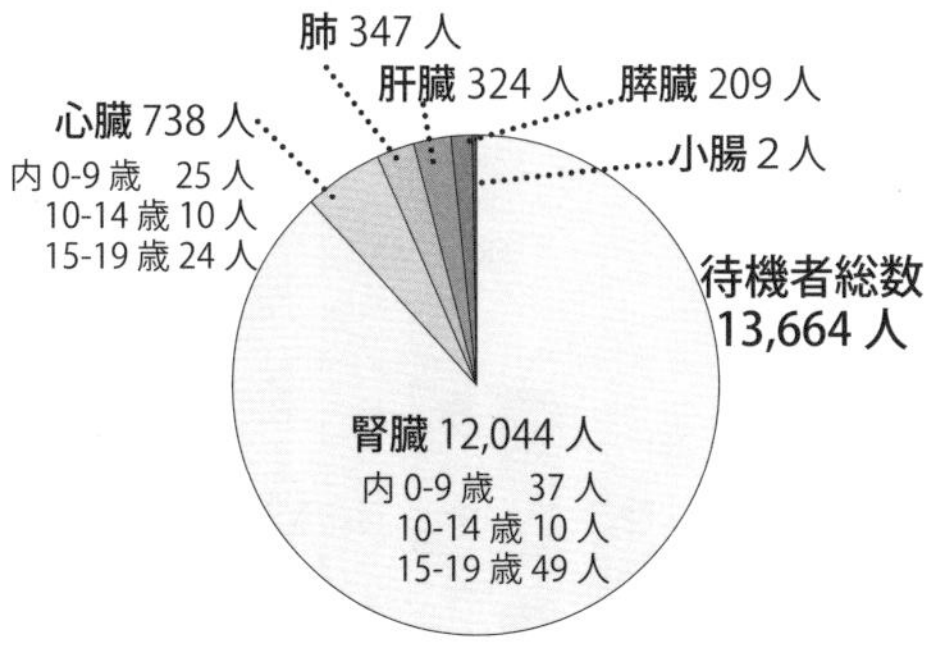

日本臓器移植ネットワークのデータより改変

図 2：臓器別の移植待機者数　2019 年 4 月 30 日付

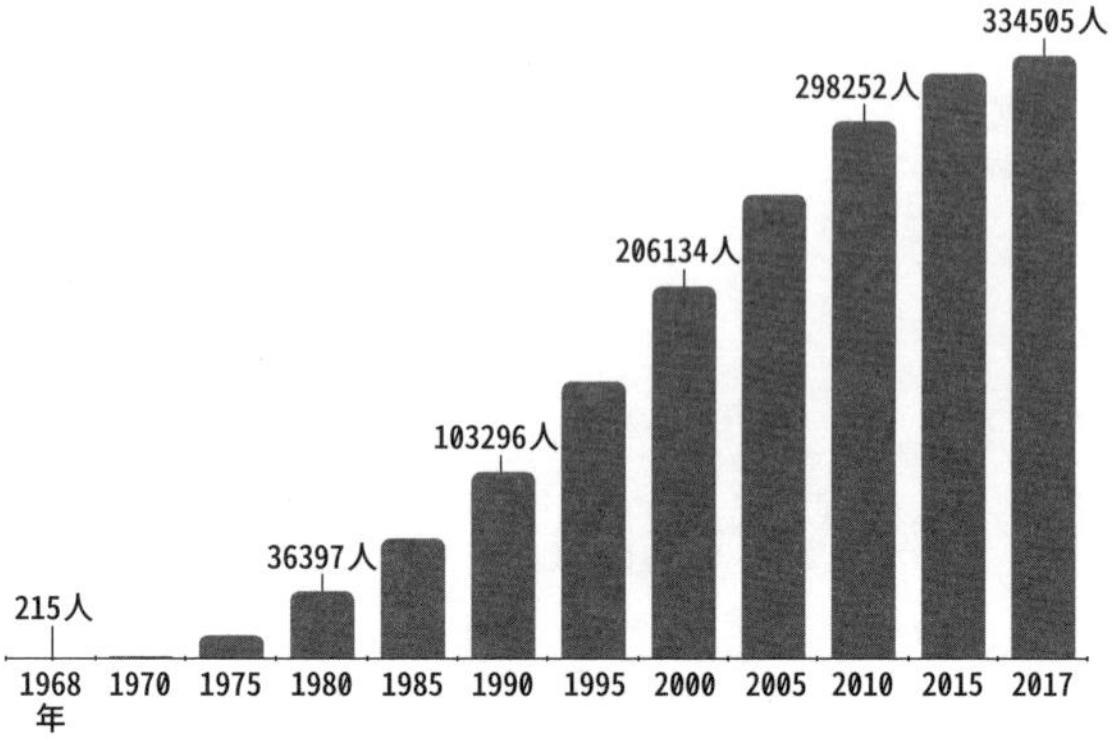

日本透析医学会統計調査報告書より改変

図３：慢性透析患者数の年次推移（2017年）

す。本来ならば、脳死でも心停止でも提供可能な腎臓の成人への移植を、話題の中心とすべきと考えます。

慢性透析患者数の推移

さまざまな病気で腎臓の機能が冒され、体内の老廃物を尿の中に排泄できなくなる慢性腎不全になると、生命の危機に陥ります。死を逃れるには、透析治療か腎臓移植しかありません。日本透析医学会ＨＰの「わが国の慢性透析療法の現況」のデータを見ると、慢性透析患者数は、一九六八年はわずか二一五人でしたが、その後急激に増加し続け、一九九〇年には一〇万人を超え、二〇一七年末には三三万四五〇五人となりました（図３：慢性透析患者数の年次推移）。つまり、二〇一七年末には日本国民の三八〇人に一人が透析治療を受けているという驚異の数字です。

透析を余儀なくした原因となる病気（原疾患）は、二〇一〇年までは慢性糸球体《しきゅうたい》腎炎という腎臓そのものの病気が一位でしたが、現在では糖尿病性腎症（糖尿病の影響で腎臓が損なわれる病気）が群を抜いて一位です（二〇一七年では透析を受ける男性患者の４３％、女性患者の３２％が糖尿病性腎症）。日本中で糖尿病を予防あるいはきちんと治療すれば、透析患者数は著しく減るはずです。

米国腎臓データシステム（United States Renal Data System, ＵＳＲＤＳ）の末期腎不全治療データを調べると、二〇一四年年次報告書（二〇一二年の実績）の国際比較では、人口一〇〇万人あたりの透析患者数は、日本は約二四〇〇人であり、台湾に次いで世界第二位です。日本の透析患者が他国に比べ著しく多い理由として、世界一の超高齢社会で腎臓を患う人が加齢に伴い自然と多くなること、国民皆保険が普及していること、慢性透析患者は身体障害一級であり治療費の個人負担がごくわずかであること、などが挙げられます。なお台湾、日本に続き、米国、タイ、韓国、マレーシア、ポルトガルなどが上位を占めています。

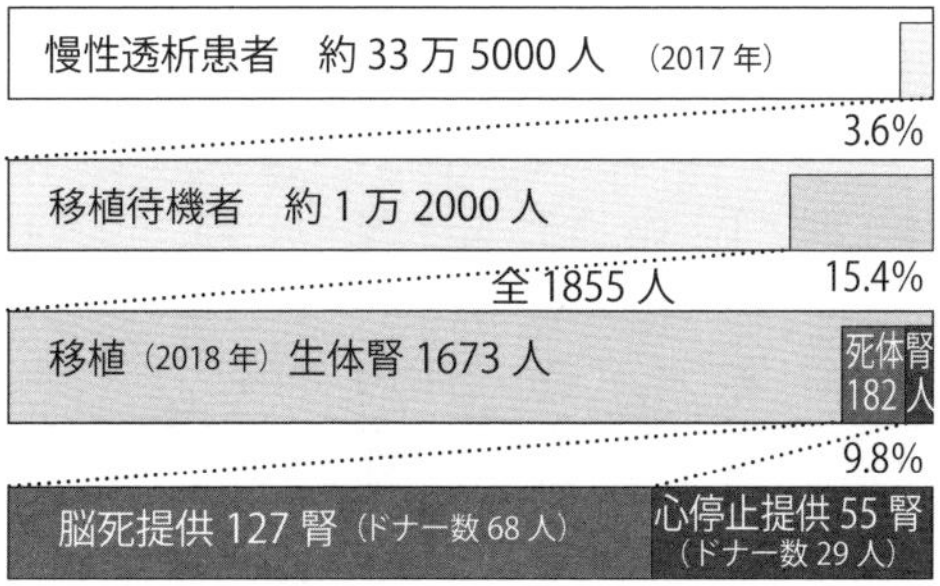

図4：日本の透析患者—腎移植待機者
腎レシピエント—腎ドナーの関係図

日本の透析患者と腎移植待機者の実情

日本の慢性透析患者と移植についての実情（図４：日本の透析患者—腎移植待機者—腎レシピエント—腎ドナーの関係図）をみると、二〇一七年末の慢性透析患者数は約三三万五〇〇〇人であり、この中の約一万二〇〇〇人（透析患者のわずか３・６％）が腎臓移植を待機しています。そして二〇一八年に腎臓の移植を受けた患者数は一八五五人（待機患者のわずか１５％）です。そのうち、生体間移植が一六七三人（移植を受けた患者の９０％）、死体からの移植が一八二人（移植を受けた患者のわずか１０％）です。さらにその一八二人の内訳は、脳死ドナー六八人から一二七腎を移植、心停止ドナー二十九人から五十五腎の移植となっています。この内、幸いにも死体ドナーからの腎移植を受けることができた人の平均待機年数は約十二年です。つまり、待機の登録をしても、延々と待機し続けて亡くなる患者のほうが遙かに多いのです。なお、待機者約一万二〇〇〇人のうち七〇〇〇人が、五年以上の待機となっています。

図4でまず気づくことは、透析患者のほとんどは腎移植を希望していないことです。日本移植学会や日本腎臓病学会のHPには、医学的にレシピエントとなりうる条件が以下のように記載されています。

一．腎不全の末期であり、透析中か、透析が間近の状態
二．結核などを含む全身を冒す感染症がない
三．活動性肝炎がない
四．癌（悪性腫瘍）がない
五．手術に耐えうる心臓や肺の状態である
六．重度な動脈硬化がない
七．体が衰弱していない
八．免疫の条件が合う
九．認知症や精神疾患などがなく、本人が移植手術とその後の治療の事情を理解できる

もちろんその他の細かな医学的条件で不適合となったり、または本人が移植を希望しない場合も多くあります。

生体間腎臓移植

次に目立つのは生体間腎臓移植が九割を占めることです。死体からの臓器提供が極端に少ない日本で、透析で延命できるとはいえ日々生命の危険に怯える生活を送る患者は、腎臓移植を家族や親族の生体からの提供に頼り

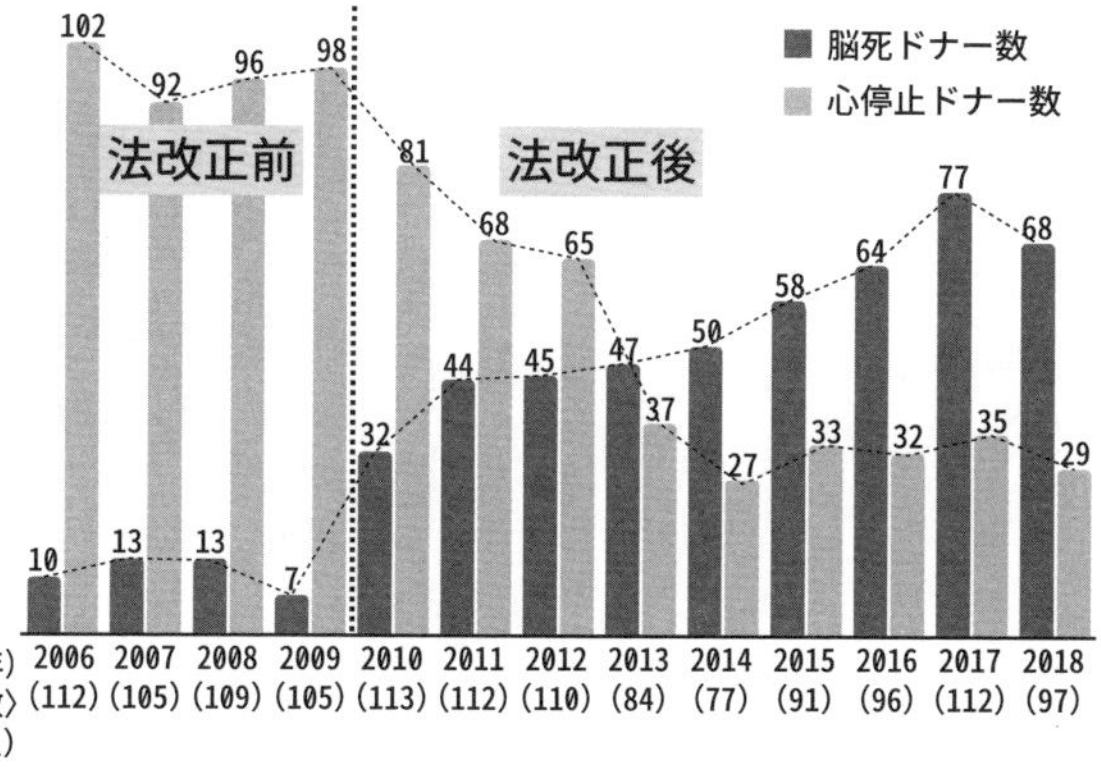

日本臓器移植ネットワークのデータより改変

図５：臓器提供者数の年次推移

がちになります。移植医療において生体間移植が亜流の手段であっても、それを希望する患者が増えれば、生体間移植の医学が発達します。医学が発達すれば、より多くの患者が生体間移植に頼るでしょう。これを負の連鎖と表現することが許されるか否か分かりませんが、死体ドナーからの提供が増えれば、健常なドナーにメスを入れることは少なくなるはずです。

またネットワークＨＰの移植に関するデータをみると、腎臓移植待機者の総数は、一九九七年の約一万五二〇〇人から二〇一八年の約一万二二〇〇人へと三〇〇〇人減少しています。これは現在の死体ドナーからの腎臓移植の現状に対する不満の表れとも考えられます。なお、都道府県別待機者のデータは腎臓のみ公表され、他の臓器については公表されていません。

臓器移植法改定後の臓器ドナーの推移

図5は、ネットワークＨＰのデータを参考に、二〇〇六年以降のドナー数の推移を示したものです。一九九七年の臓器移植法制定前後の一九九五年から一九九八年までは脳死ドナーはなく、心停止ドナーが年間八十~九十人です。一九九九年に最初の脳死ドナーが現れた後、脳死ドナー数は二〇〇五年までは年間一桁でしたが、二〇

○六年からはようやく十人を超すようになりました。一方、心停止ドナー数は二〇一〇年の改正法施行の前までは七十人から一〇〇人へと増え、脳死と心停止ドナーの総和は一〇〇人を超えていました。

二〇一〇年の改正法では、ドナーの家族の希望のみで脳死での提供が可能となったことが大きな要因となり、脳死ドナー数は徐々に増えていきました。その一方、改正法施行後は心停止ドナー数が急激に減少しました。それでも二〇一七年はドナーの総数が一一二人となりましたが、翌年の二〇一八年では九十七人とまたもや二桁に戻りました。つまり法改正後は、改正前の心停止ドナーの一部が脳死ドナーに移っただけと言えます。これでは、市民への移植医療の啓発が失敗していると言わざるを得ません。

脳死ドナーの原疾患

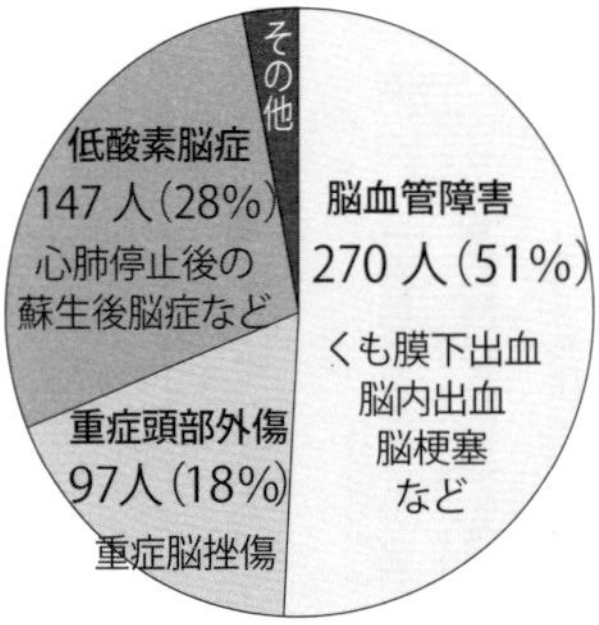

日本臓器移植ネットワークのデータより改変

図 6：脳死ドナーの原疾患の解析
（1997 〜 2018 年 12 月　全 530 人）

ネットワークＨＰのデータブックの中の、脳死臓器提供者の内訳の欄には、一九九七年から二〇一八年末までの五六五人の脳死ドナーの原疾患（脳死に至る原因となった病気）の解析があります（図６：脳死ドナーの原疾患の解析）。五六五人中非公表の三十五人を除く全五三〇人を調べると、脳血管障害二七〇人（全体の５１％）、重症頭部外傷九十七人（１８％）、低酸素脳症一四七人（２８％）、小計五一四人（９７％）となります。脳血管障害と重症頭部外傷は主に脳神経外科が担当し、低酸素脳症は主に救急救命科が担当します。いずれにしても脳死ドナーの原疾患の９７％は、脳の病気か外傷（ケガ）

です。

ちなみに、脳血管障害の内訳は、主にくも膜下出血、脳内出血、脳梗塞であり、外傷は重症の脳挫傷です。また、低酸素脳症とは、病気あるいは窒息や溺水などで呼吸や心臓が一旦停止し、救急科による蘇生治療で心臓の拍動のみは回復したが、心臓が停止している間に脳の全ての働きがダメになってしまった蘇生後脳症です。これら脳死ドナーでは脳以外の臓器は元気であり、その臓器を他の人に用いたいというのが移植医療の基本的な考え方です。

臓器移植件数の推移

ネットワークＨＰの臓器移植件数のグラフには、一九九五年からの移植件数、つまり移植を受けたレシピエントの数が示されています。なお、一人のレシピエントに一度に二つの臓器を移植する（心肺同時、肝腎同時、膵腎同時）こともあります。ほとんどの心停止ドナーからは二つの腎臓が提供されます。

一方、ネットワークＨＰの「データブック二〇一七」内の脳死下臓器提供での平均移植臓器数と平均移植患者数を見ると、一人の脳死ドナーからの平均移植臓器数は五・三件、平均移植患者数は四・四件とあります。つまり、脳死ドナーのほうが心停止ドナーよりも多く臓器を提供をするため、移植医療への貢献度が高いと言えます。また、この平均移植臓器数の多さは日本の臓器温存技術の優秀さを意味し、世界ではトップレベルにあります。

さて、法改正前の一九九五年から二〇〇九年までの総移植件数は二六五一件、年平均一七七件で、二〇〇六年からは年間二〇〇件以上となっています（図７：臓器移植件数の年次推移）。法改正以降は、脳死ドナー数の増加により二〇一〇年から二〇一六年までは計一九一二件、年平均二七三件で、二〇一七年には年間三八〇件と過去最高となりました。

　これは確かに喜ばしいデータではありますが、腎臓移植に注目すると、そうとも言えません。つまり二〇〇六年から二〇一二年の腎臓移植件数は、腎臓単独移植数と膵腎同時移植数を合わせると二〇〇件近くもありましたが、その後は急減し、二〇一四年は一三〇件となり、その後も年間二〇〇件未満に止まっています。つまり、移植待機者の九割を占める腎臓移植待機者にとっては、移植法改正が裏目に出たのです。また、脳死ドナーが増えたことで腎臓移植に膵臓や肝臓の移植を組み合わせる膵腎同時、肝腎同時の手術が増え、腎臓のみの待機者に不公平にもなったようです。

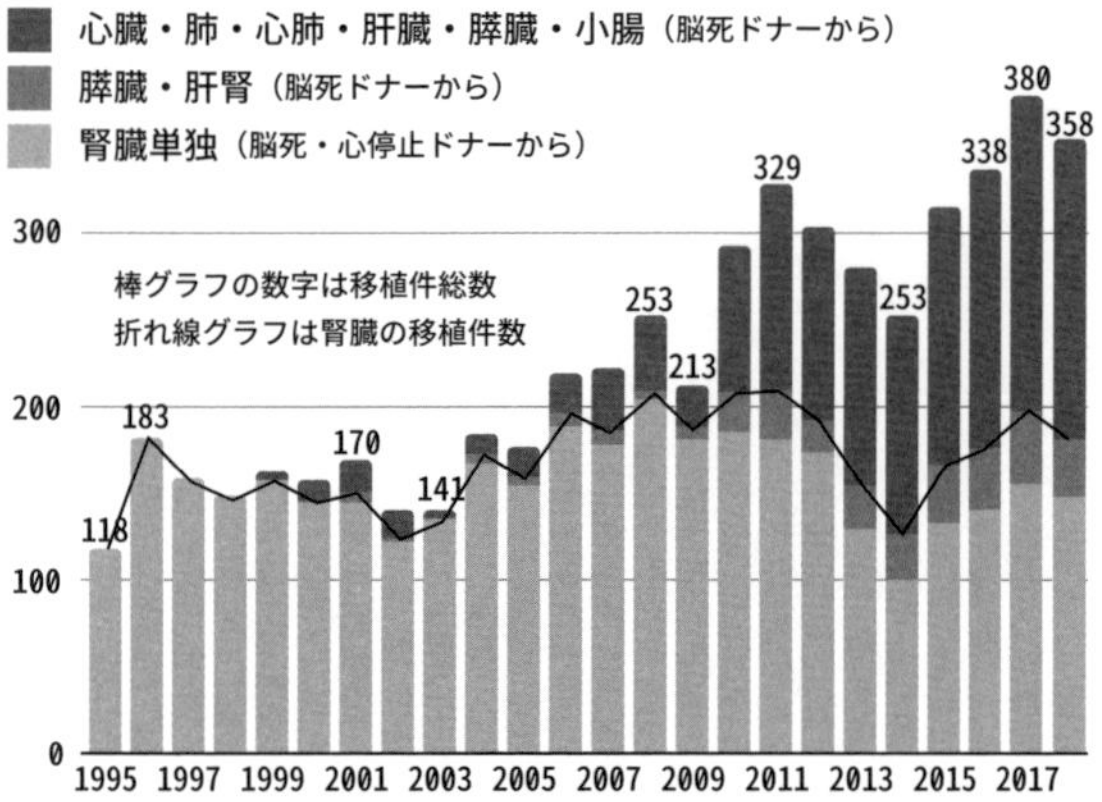

日本臓器移植ネットワークのデータより改変

図７：臓器移植件数の年次推移

心停止提供腎移植の減少

新鮮な腎臓

法改正後の心停止ドナー数の減少には、二つの大きな理由が挙げられます。

　一つは、脳死で提供される腎臓との鮮度の違いです。心臓が徐々に弱り、血流が少なくなる間に細胞が傷む心停止ドナーの腎臓の移植は、脳死で提供された新鮮な腎臓の移植よりも治療成績がある程度劣りますが、移植に使えないというほどの決定的な差ではありません。ネットワークＨＰのデータブック内の十五章「腎臓移植」の欄によると、脳死提供腎と心停止提供腎の生着率は、一年でそれぞれ９５％と８８％、五年で８８％と７５％、十年で７８％と６０％です。確かに差は存在しますが、心停止提供腎は最初からダメなものと、烙印を押されるほどの差ではないはずです。

臓器移植法改正の前までは、ドナーの九割は心停止ドナーであったため、腎臓移植専門医は、心停止後の腎臓をありがたく移植していました。しかし、法改正後に脳死で提供される腎臓が増えるにつれ、急に心停止で提供される腎臓を避ける雰囲気となっています。つまり、家族が腎臓を心停止後に提供したいと意思表示しても、腎臓移植専門医が、この腎臓は既に状態が悪い、あるいは移植しても使えないと判断し、以前は移植していたであろう腎臓を拒否する傾向になりました。そして、二〇一三年以降は心停止ドナー数が急激に減少し、その上ドナー総数も減ったのです（図５）。

心停止提供腎を避ける医療側の事情

もう一つの心停止ドナー数の減少の理由は、医療側の待機のつらさ、負担があります。前述のように、心停止後の腎臓提供は全てが未定である上に、心停止後一時間以内には全ての手術操作を終え、臓器を搬送し移植せねばなりません。これを遂行するためには、全ての関係者は通常業務をかなり犠牲にせざるをえません。一方、脳死での提供は、短期間で濃密なストレスではあるものの、全てが分単位で計画され予定通りにきちんと終わるため、心停止提供よりも疲弊せずにすみ負担が軽減されます。これは臓器提供、臓器搬送、臓器移植、あるいはレシピエントらなど、全ての関係者にとって都合がよいことになります。しかしこの都合のよさは、家族が、臓器提供により脳死ドナーの温かい体が冷たくなることを納得して初めて得られることを忘れてはなりません。

ここで一つ目の理由に目を向けると、鮮度に劣る腎臓を嫌う理由が、提供の煩わしさを嫌うことから派生したとも考えられます。心停止提供から離れ、脳死提供へ移ろうという風潮のように思えます。もちろん、腎臓以外の臓器移植では脳死での提供が必要であり、異論が出ることもありません。この考え方で、ドナーの総数が増えたのであれば何の問題もありません。しかし実際には、ドナー総数は、二〇一七年に法改正前の数にようやく戻った程度であり、二〇一八年には再び減っています。この後、ドナー数が著増する要素はまだ現れていません。

この現象は、医療側が自らの視点や都合で啓発を進めてきたからに他なりません。脳死での提供を望むあまり、移植側やネットワークは脳死ばかりを説いてきました。移植についての多くの講演会や勉強会は「脳死での」で始まる題目で開催され、話題の中に心停止はほとんど触れられません。しかし、いくら脳死を説いても、ほとんどの人は脳死を目にする機会がなく、実感しようがありません。しかし、普通、人が臓器提供を前向きに考える際に、自分が「脳死で死ぬときには」と限定して考えることはありません。自分が死んで火葬されて全てが灰になるよりは、何か使える臓器があるなら提供したいと考えるでしょうし、脳死でならば提供するけれど、心停止でならば嫌だとはあまり考えないでしょう。市民の視点で、脳死にこだわらない平易な啓発を進めるべきと私が説く由縁です。

心停止腎の移植は条件が悪い？

ここではさらに、以前は重宝していた心停止提供の腎臓を今は避ける傾向について考えてみます。

私は、二〇一〇年の法改正の前から、脳死と心停止の臓器提供の啓発を均等にすべきと腎臓移植の関連学会で主張し続けてきました。しかし時代の流れは、心停止提供の腎臓から離れる傾向となりました。ところがドナー総数が減少し、死体からの腎臓移植全体が低迷したため、一万二〇〇〇人の待機者は失望しました。そこで学会は急に、心停止提供の腎臓を使うにはどうすべきかの方針に転じ、遅まきながらも現在さまざまな腎臓の保存法を研究しています。

私は、二〇一三年、第四十六回日本臨床腎移植学会で、「臓器提供の啓発活動に見る心停止下腎臓提供発展への課題」と「法改正後に心停止下腎臓提供の減少をもたらした啓発活動の問題点」の二演題を発表し、腎移植学会に警鐘を鳴らしました。するとフロアから、腎臓移植専門医から、「条件の悪い腎臓を用いて手術結果が悪いと提供側の先生方に申し訳ない」というコメントがありました。しかし、申し訳ないのは提供側の医師に対してではなく、レシピエントに対してです。それに条件が悪いと言っても、元来、心停止で腎臓移植が行われてきたのは、腎臓が阻血に強い臓器だからです。脳死提供の腎臓よりも比較的条件が悪いというだけで、ただ「条件が悪い」と絶対的にダメであるかのような恣意的表現には疑問を感じます。

移植待機者の選択

そこで私は、二〇一六年、第四十九回日本臨床腎移植学会で次のような発表をしました。つまり、移植医が腎臓を取捨選択するのではなく、待機者が選んだらどうか、という提言です。

その方法は、以下のようにごく簡単です。まず待機者に、脳死での提供腎と心停止後の提供腎の移植成績の差違を説明する。そして、待機者が脳死提供腎のみを希望するのか、脳死でも心停止でもこだわらないのかを待機リスト登録時に反映する。心停止での腎臓ドナーが発生した場合には、脳死提供腎のみの希望者は除かれ、心停止提供腎の希望者の優先順位が自動的に上がるようにする、というものです。

これにより、腎臓移植専門医が申し訳ないと心配する必要がなくなります。さらに、私の考えでは、おそらく待機者の七割から八割は心停止提供腎をも希望するであろうと付け加えました。

学会の理事の医師は、私の論旨にとても興味を持ち、ネットワークにはぜひその調査を進めて欲しいとコメントされました。しかし現在まで、私の提案はネットワークには受け入れられていません。腎不全を患い命の危機を日々の透析でどうにか減じている透析患者ら、中には渡航してでも腎臓を移植したいと考える患者らが、心停止提供の腎臓を拒否するとは思えないのです。

ちなみに二〇一八年には、脳死での提供が一二七腎と心停止での五十五腎が移植されており、心停止提供腎が３０％を占めています。もし調査の結果、心停止提供の腎臓をも望む待機者が全体の３０％以下ならば、心停止提供の腎臓移植の医療を縮小し、腎臓移植を脳死と生体間だけに絞ることも可能になるでしょう。しかし、おそらくはこれは非現実的な話です。私は、意図的に心停止後の提供を増やせと主張しているのではありません。脳死に偏重しすぎる腎移植の啓発のあり方に対して警鐘を鳴らしているのです。

臓器提供に向けた医療側の体制と意識

脳死での臓器提供施設の実情

心停止後の臓器提供については、施設制限は全くなく、手術室を持つ施設であれば可能です。しかし脳死での提供については、臓器移植法のもとに「五類型施設」のみに制限されています。五類型施設の内訳（厚生労働省の二〇一八年三月末での調査結果）は、「大学附属病院」一四六、「日本救急医学会の指導医指定施設」一二九、

「日本脳神経外科学会の基幹施設または連携施設」六五七、「救命救急センターとして認定された施設」二八九、「日本小児総合医療施設協議会の会員施設」四十三です。これらの総計は一二七四施設となりますが、重複が多いため実数は九〇九施設です。この中で脳神経外科の関連施設が７２％を占めるのは、脳に関係する重症の救急疾患を診療するからであり、臓器の提供を増やすためには脳神経外科医師への啓発が必要不可欠です。

　しかし脳死での臓器提供には、救急救命医のほうが理解や受容が高いようです。これは重症患者の死亡が多い救命科では、人生の終末期における医療のあり方についての議論が多いためと考えられます。

　一方、脳神経外科は脳を治療し患者を助ける診療科です。治療の手段を尽くしても、患者が脳の機能を全て失い、回復の可能性が皆無で死を待つしかない状態（つまり脳死）に陥った際に、医師が感じるつらさ、無力感、疲労感は言葉に表しようもありません。この絶望感の中で、さらに移植医療に関わるエネルギーを持ちづらいことも確かです。

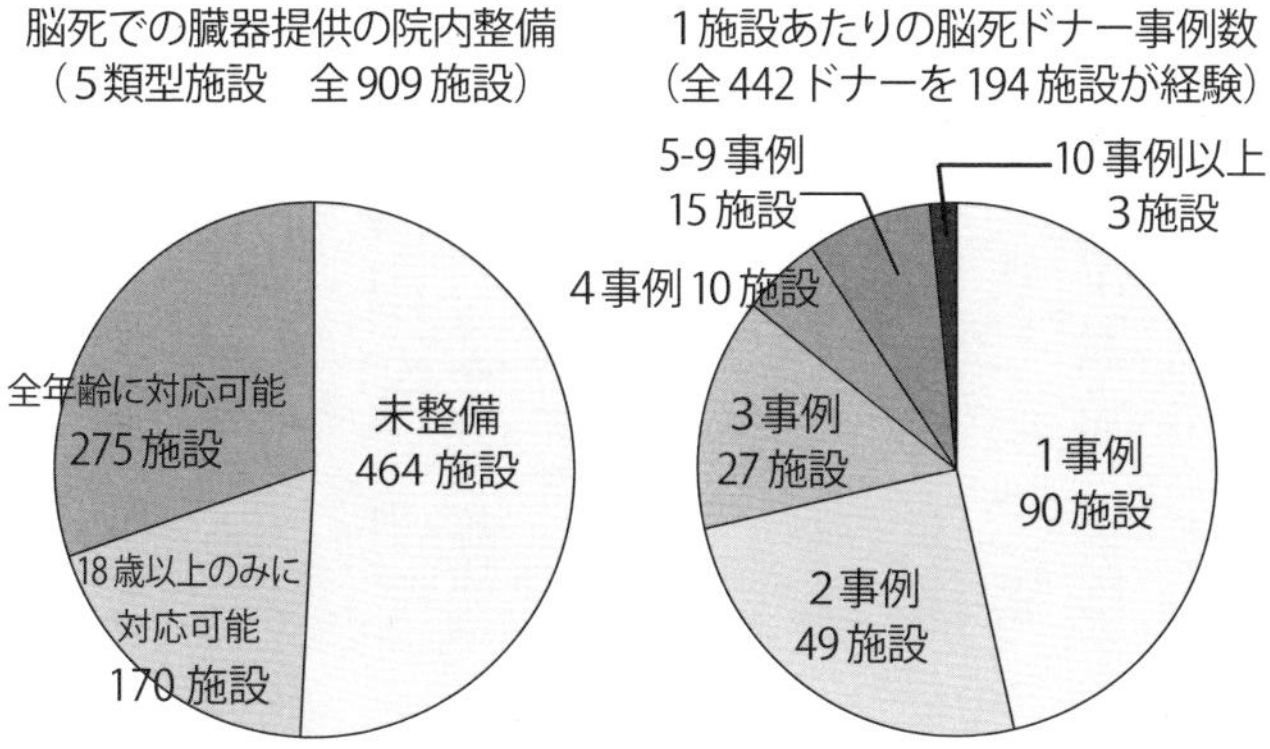

図8：提供施設の体制整備とドナー事例数

医師個人の志に左右される臓器提供

　さて、二〇一七年度の厚生労働省の調査結果では（図8：提供施設の体制整備とドナー事例数　左）、五類型九〇九施設の中で、脳死での臓器提供の体制が未整備なのが四六四施設（５１％）と半数を超えます。一方、体制が整っている四四五施設の中で、十八歳未満も含め提供体制が整っているのが二七五施設、十八歳以上のみの提供体制が整っているのが一七〇施設とあります。これらの臓器提供側の施設の情報については、第四十八回臓器移植委員会（二〇一七年十一月八日）の「臓器提供・移植に係る環境整備について」の資料に詳しく載っています（図8：右）。その中の提供施設の状況の報告によると、一九九九年から二〇一七年三月末までの脳死での臓器提供四四二件を担当した施設数は一九四であり、体制が整備された四四五施設の４４％と半数以下です。そしてその一九四施設中、一事例（ドナー一人）のみの関与が九十施設（４６％）です。二事例の関与が四十九施設、以下三事例が二十七施設、四事例が十施設、五〜九事例が十五施設、そして十事例以上が三施設となっています。

救急施設といっても、規模も搬送患者数もさまざまです。しかし学会でしばしば議論になるのは、事例ゼロまたは一事例止まりの施設です。つまり、事例ゼロとは、もともとの患者数が少ないのか、あるいはやる気がないのか。そして一事例とは、やはり患者数が少ないのか、あるいは「臓器提供に一例だけ関わったが、もう大変でくたくたに疲れてしまった。もう二度と関わるものか」と嫌がってはいないか、です。つまり、体制（ハード面）は整っていても、医師のやる気（ソフト面）がなければ意味がないのです。

過去から現在に至るまで、臓器提供の発展は医師個人の志に依存していると言っても過言ではありません。体制を整えた上に、臓器提供の情報や手順を熟知し、通常診療に加え常にドナーの発生に気を配り、患者の家族に対して臓器移植の選択肢提示をし、提供の希望があれば臓器提供に関わりきちんと遂行する。そのような医師は現時点では非常に少ないと言えます。やる気がある医師がその施設に勤務している間だけ臓器提供が盛んに行われ、その医師が転勤で去ってしまうと途端に冷えてしまうのが現状なのです。つまり、体制整備は必要条件ではありますが、十分条件ではないのです。

ちなみに、二〇一九年二月の第五十二回日本臨床腎移植学会では、ネットワークによる腎臓ドナーのリスク因子分析が発表され、その中で福岡県での献腎（腎臓提供）数の減少が話題に上りました。二〇〇六年から二〇一〇年までは献腎ドナー数が年間六～十三人と多かったのですが、その後は年間二～五人に低迷し、全国平均を下回っているとのことです。これは私がその当時に心停止後の腎臓提供に積極的に携わり、その後、転職したため、その施設での臓器提供がパッタリと止まった影響が含まれています。

臓器提供に対する医療側の取り組みの現状

臓器移植法の第二条には、「死亡した者が生存中に有していた自己の臓器の移植術に使用されるための提供に関する意思は、尊重されなければならない」とあります。確かにその通りですが、根本的な問題は、提供に関する意思の有無を誰が確認するかです。

救急施設で臓器提供が話題に上る際、当の本人は残念ながら昏睡状態で、意思の有無を尋ねられません。本人がカードにその意思を記入していても、急病で危篤の悲報に泣き崩れる家族には、カード所持の有無などに考えが及びません。あるいは、家族が本人の提供の意思を知っていても、それをどの時点でどのように担当医師に告げればよいかわかりません。つまり医師は、患者本人の提供の意思の有無を家族に敢えて尋ねさえしなければ、臓器提供の煩雑さから簡単に逃れることができ、本人の意思は存在しなかったことになります。その結果、待機者の何人かは移植を受けられず死に至るのですが、医師がそのことに思いを馳せることは稀です。

日本脳神経外科学会ＨＰの脳死判定マニュアルの質疑応答集には、興味深いやりとりが記されています。

例えば、「臓器提供施設では、家族に対して臓器提供の意思を確認することは法的義務か？」というような問いには、「施設が自主的に提供の体制を整えているわけで、臓器提供の意思を確認する法的義務はない」というような回答があります。あるいは、「臓器提供施設になっていないことで、病院機能評価上不利益にならないか？」という問いには、「提供と評価は別次元の問題であり、体制が整わない理由が明確であれば、不利益は被るはずはない」と回答があります。確かにその通りですが、不利益を被るのは移植待機者なのです。

法律では臓器提供の意思は尊重されなければならないとありますが、施設の臓器提供への関与は手挙げ方式にすぎません。病院機能評価のためだけに臓器提供の院内整備をし、ハード面は整えたとしても、医師が消極的であればドナーはまず発生しません。前述のドナーが過去ゼロあるいは一人の施設の内情を調べてみたいものです。

脳死患者はどれほどいるのか

ここで、日本全国でどれほどの脳死患者が発生しているかを調べてみます。

平成十八年度の厚生労働科学研究費補助金特別研究事業「脳死者の発生等に関する研究」（主任研究者：有賀徹　二〇〇七年）の報告によると、脳神経外科や救急医療施設での年間入院患者数が四十二万人、そのうちの死亡数が三万一〇〇〇人、そして脳死判定数が一六〇一人となっています。そして二〇〇六年の脳死ドナーはわずか十人（脳死患者の０・６％）です。二〇一七年の過去最高のドナー数七十七人ですら、脳死患者一六〇〇人の４・８％に過ぎません。また、実際は、脳死の患者全てがドナーになり得るのではありません。高齢、重症感染症の併発など多くの除外項目があります。しかしやはり、臓器提供が可能な状態であるのに、臓器提供の希望が実現せずに亡くなる脳死患者はもっと多くいるはずです。

臓器提供事情・・世界と日本の比較

この章では、世界各国と日本の移植医療事情を比較します。なお主な参考資料は、ＩＲＯＤａＴ (http://www.irodat.org INTERNATIONAL REGISTRY IN ORGAN DONATION AND TRANSPLANTATION= 臓器の提供と移植に関する国際登録) の二〇一七年度版データです。またドナーの発生頻度は、人口一〇〇万人あたりの年間のドナー数（ＰＭＰ：per million population) で表します。

世界のトップクラスの国々

ＩＲＯＤａＴのＨＰのデータベースの欄には、世界各国のさまざまな臓器ドナー数の統計が掲載されています。そこで脳死と心停止を合わせた全死体ドナーのＰＭＰのデータの一部を抜粋すると（図９：世界諸国の人口一〇〇万人当たりの年間死体ドナー数）、登録七〇カ国の中で群を抜く第一位はスペイン（４６・９人）です。スペインは移植大国で、死体ドナー数では常に一位の座を占めています。以下、第二位ポルトガル（３４・０１人）、第

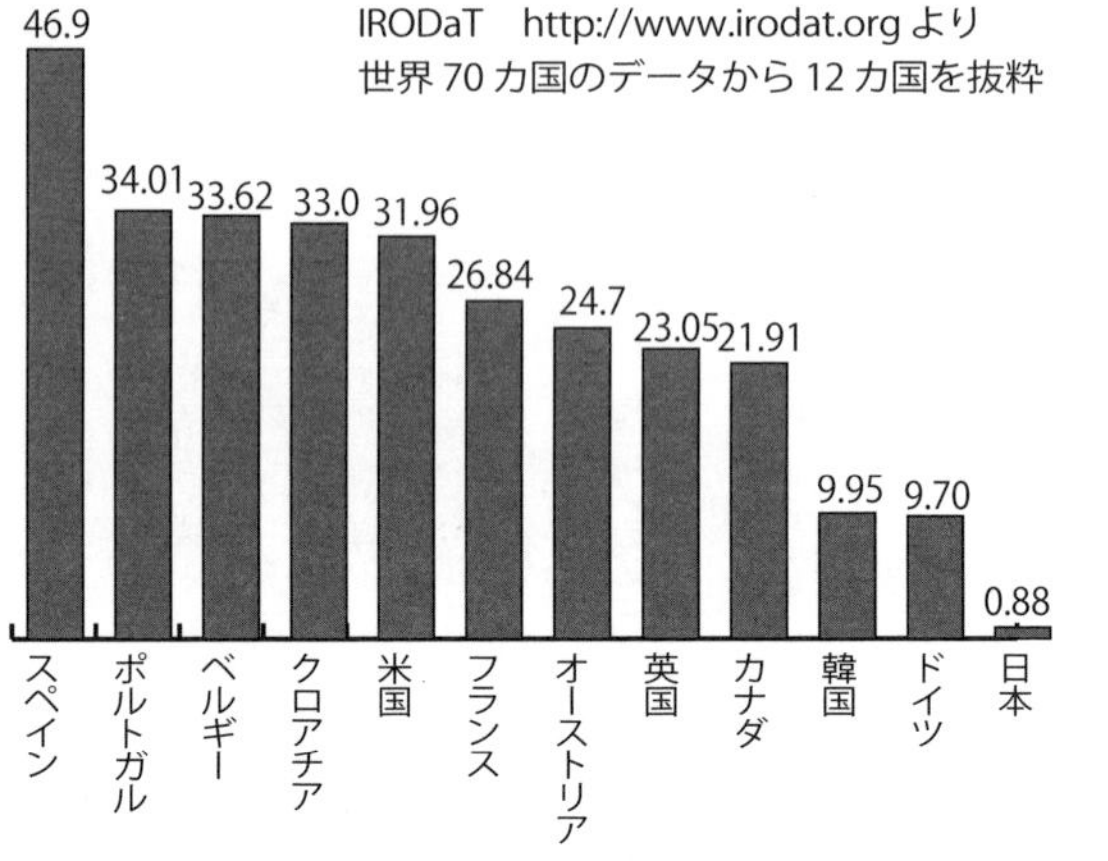

図９：世界諸国の人口 100 万人当たりの年間死体ドナー数

三位ベルギー（３３・６２人）、第四位クロアチア（３３人）、第五位米国（３１・９６人）となっています。それに続く諸国では、例えば第八位フランス（２６・８４人）、第十位オーストリア（２４・７人）、第十一位英国（２３・０５人）、第十四位カナダ（２１・９１人）、以下韓国（９・９５人）、ドイツ（９・７人）、そして日本は七十カ国中第六十六位の０・８８人です。

これらの数字を、日本を基準に検討してみます。まず二〇一七年の日本のＰＭＰ０・８８人は、ドナー数一一二人と当時の日本の総人口一億二七〇〇万人から導かれます（１１２÷１２７＝０・８８）。スペインの４６・９人は日本の０・８８人の五十三倍であり、日本ならば一年間に約六〇〇〇人のドナーに相当します。

同様に試算すると、米国の３１・９６人は日本ならば約四〇〇〇人、韓国の９・９５人は一三〇〇人に相当し、日本では想像もできないほど多い数字です。また日本の死体ドナー数の最多は、法改正直後の二〇一〇年の一一三人ですが、それでもＰＭＰは０・８９人です。日本では死体ドナーのＰＭＰが過去１・０人すら超えたことがありません。情けないかぎりです。

さて、この臓器ドナー発生頻度をさらに詳しく解析すると、日本移植学会ＨＰの「ファクトブック二〇一八」によれば、二〇一七年の日本の脳死ドナー数は七十七人（ＰＭＰ０・６１人）、心停止ドナー数は三十五名（Ｐ

ＭＰ０・２８人）、生体ドナー数は腎臓一五四四人＋肝臓三四七人＋肺十人で一九〇一人（ＰＭＰ１５・０人）、総ドナー数は二〇一三人です。つまり脳死ドナー、心停止ドナー、生体ドナーの割合は各４％、２％、９４％となります。

そこでＩＲＯＤａＴのデータに基づき、前述の世界のトップクラスの諸国で、ドナーの比率を同様に計算し日本と比較すると（表２：世界諸国におけるドナーの比率）、移植医療の先進国の中でも、脳死ドナー、心停止ドナー、生体ドナーへの依存率が大きく異なっています。そして日本では、死体ドナーが全体の６％と極端に少ないため、健常人にメスを入れる生体ドナーに大きく依存せざるを得ない（全体の９４％）ことがよくわかります。

<table>
<tr><th></th><th>脳死ドナー（%）</th><th>心停止ドナー（%）</th><th>生体ドナー（%）</th><th>PMP 比（日本を１）</th></tr>
<tr><td>日　本</td><td>4</td><td>2</td><td>94</td><td>1</td></tr>
<tr><td>スペイン</td><td>64</td><td>23</td><td>14</td><td>53 倍</td></tr>
<tr><td>ポルトガル</td><td>75</td><td>5</td><td>20</td><td>39 倍</td></tr>
<tr><td>ベルギー</td><td>55</td><td>25</td><td>21</td><td>38 倍</td></tr>
<tr><td>米　国</td><td>51</td><td>11</td><td>38</td><td>36 倍</td></tr>
<tr><td>フランス</td><td>68</td><td>6</td><td>26</td><td>31 倍</td></tr>
<tr><td>オーストリア</td><td>65</td><td>32</td><td>3</td><td>28 倍</td></tr>
<tr><td>英　国</td><td>36</td><td>24</td><td>40</td><td>26 倍</td></tr>
<tr><td>カナダ</td><td colspan="2">80</td><td>20</td><td>25 倍</td></tr>
<tr><td>韓　国</td><td colspan="2">18</td><td>83</td><td>11 倍</td></tr>
<tr><td>ドイツ</td><td colspan="2">56</td><td>44</td><td>11 倍</td></tr>
</table>

IRODaT　http://irodat.org よりデータ抜粋

表２：世界諸国におけるドナーの比率

　なお、韓国の生体ドナーのＰＭＰは、第一位のトルコの４７・４９人に次いで第二位の４４・２８人です。これは日本に換算すると、年間五六〇〇人の生体間移植に相当する驚異的な数字です。ちなみに日本の生体ドナー一九〇一人のＰＭＰ１５・０人も登録国六十九カ国中の十五位に相当する多さです。

　さて、スペインの脳死ドナーのＰＭＰは３４・６人であり、これを日本に換算すると、年間の脳死ドナー四四〇〇人に相当します。しかし前述のように、脳死の状態に陥った患者の全てが臓器提供に適するわけではありません。私は脳死患者のせいぜい三割から四割が臓器提供に適すると考えます。つまり、年間四四〇〇人の脳死ドナーは一万一〇〇〇人から一万五〇〇〇人の脳死患者から生じるでしょう。よって、前章の年間の脳死患者発生数の想定を一六〇〇人とするよりも、この一万人以上とするほうがより現実的に思えます。

オプトアウト制度

オプトイン・オプトアウト

前述のように、世界の死体ドナー数の統計では、日本は登録七十カ国中六十六位であり、世界の底辺であえいでいます。国際学会で私は、日本は医療先進国なのに、なぜ死体ドナーが少ないのかとしばしば尋ねられますが、それには二つの大きな理由があると考えます。それはオプトイン・オプトアウト制度の違いと、脳死を人の死とする制度の違いです。オプトとは、英語 opt で「選択する」の意です。つまり、臓器提供のオプトインとは、「臓器を提供したいならばその意思を表しておけ」、オプトアウトとは、「臓器を提供したくないならばその意思を表しておけ」とする制度のことです。この二つは同じようで、全く異なる結果を生みます。以下、甲斐克則著「スペインにおける臓器移植」（『比較法学』四六巻二号、二〇〇九年）の論文を元に検討します。

　まずオプトインの場合ですが、日本の一九九七年施行の臓器移植法の場合、脳死での臓器提供では患者本人の希望の書面が絶対に必要とされ、世界一厳格なオプトイン制度でした。しかし二〇一〇年施行の改正法では、本人が拒否していなければ家族が最終決断をすることとなり、拡大された承諾システムとなりました。この拡大された承諾システムのオプトインは、ドイツ、スイス、オランダ、イギリス、アイルランド、デンマーク、ギリシャなどで採用されています。この制度では、人が死亡する場合は臓器摘出をしないのが自然な流れであり、臓器摘出は特定の条件下に行うものとなります。

一方、オプトアウトでは、本人が臓器提供拒否の意思表示をしていない場合は、臓器を摘出する方向となります。つまり人が死亡する際には、臓器摘出をすることが自然な流れになります。このオプトアウトは、スペイン、イタリア、ルクセンブルク、オーストリア、ポルトガル、スロベニア、チェコ、ハンガリーで採用されており、いずれもＩＲＯＤａＴのデータでは上位の国々です。

二つのオプトアウト制度

オプトアウト制度では、重症の脳の救急患者がすでに死を免れない危篤状態と判断された場合は、救急救命治療手技と並行して、後に臓器を摘出するための処置が行われます。スペインでは、救命のための心臓マッサージと同時にそけい部の動脈や静脈から管を入れて、摘出に備えた臓器の冷却や投薬の準備をします。その患者の救命が成功すれば管は外しますが、死亡の場合は管を用いて臓器を冷却保存し、すぐさま臓器摘出に移ることができます。つまり臓器摘出の準備を万端に整え、あとは家族の決断を待つのみとしておくのです。「個人が所有する臓器が不必要となった場合は、皆に分け与える」、「使えるはずの臓器を失ってはいけない」が、オプトアウトの基本姿勢と言えます。

このオプトアウトにも二通りあります。本人の拒否の意思表示がない場合、家族の意思とは無関係に、つまり家族が拒否できずに臓器提供となるハード・オプトアウトと、最終的には家族が提供の諾否を決めるソフト・オプトアウトです。ハード・オプトアウトを布いているのはオーストリアのみで、それ以外のオプトアウトの諸国はソフト・オプトアウトです。ＩＲＯＤａＴのデータでは、オーストリアの死体ドナーのＰＭＰは２４・７人と世界十位であり、また脳死ドナー、心停止ドナー、生体ドナーの割合が各６５％、３２％、３％と、死体ドナーへの依存度が９７％と極端に高くなっています（表2、三五ページ）。

本人の意思が不明の場合に家族が最終決定するソフト・オプトアウトは、オプトインと同じように思えます。しかし、オプトアウトの制度が布かれた時点で、人々は、自分の臓器は最期には他人に渡るもの、プレゼントするものと認識するでしょう。

私は二〇一六年九月に神戸で開催された「ＴＰＭモデルによる臓器提供ワークショップ・イン兵庫――終末期医療の先に救える命がある」に参加し、スペインの救急科の医師らから臓器提供についての多くの情報を得ることができました。スペインでは家族の臓器提供の承諾率は八割以上と非常に高いそうです。さらに諸外国の臓器提供の啓発に詳しい同志社大学の瓜生原葉子氏の数々の研究発表によると、スペイン人は、「スペインはサッカーと移植の国である」と胸を張り、臓器提供すると葬儀では祝福するそうです。国民は臓器提供に誇りを持ち、社会は臓器提供を賞賛し、国や医療施設は臓器提供を熱意を持って推進するのです。誇り、賞賛、熱意は、日本の移植医療界ではなじみの薄い言葉です。

スペインの人々は特にパッション、つまり情熱をしばしば口にします。情熱の有無が移植待機患者の生死に直接影響するわけで、さすが情熱の国スペインと感心してばかりではいられないでしょう。一方、スペイン国民の移植についての知識を調べると、正答率は半分以下ですが、彼らは移植の制度を信頼し不安は少ないといいます。情熱的な国民性と社会の制度作りとが、うまくマッチした成功例と言えます。

脳死を人の死と規定する制度

臓器提供の推進において、オプトアウトと双璧をなすのが、脳死を人の死とする制度です。

米国や欧州諸国（オーストリア、クロアチア、チェコ、フランス、ドイツ、イギリス、イタリア、ノルウェー、ポーランド、ポルトガル、ルーマニア、スロバキア、スペイン、スウェーデン）では、臓器提供とは無関係に、脳死の状態を患者の死（死体、死亡した状態）と規定しています。つまり、脳死の状態を人の死と思うか否かではなく、脳死の死体に治療を施すことは無意味であり、死亡と判明した時点で治療行為を終了します。そして、人工呼吸器や強心剤などを取りやめる前に、家族に臓器提供の意思の有無を尋ね、家族が希望すれば、臓器を摘出して患者の体は冷たくなり、家族が希望しなければそのまま機器を外して体は冷たくなるという、とても単純でドライでわかりやすい制度です。

米国における「統一死体判定法」と「統一死体提供法」

米国でも以前は心停止のみが人の死のあり方でしたが、一九八一年に承認された「統一死体判定法」と、同年提出された大統領委員会報告書により、人の死には心肺機能停止と脳機能停止の二通りがあると規定されました。また一九八四年に「統一死体提供法」も施行され、いずれも米国全体に定着しました。脳死を人の死とする制度が、医療費削減のためなのか、あるいは臓器提供を推進するためなのか、さまざまな事情があると思いますが、この制度では、脳死の状態に陥ったら治療は終了します。このとき、患者が生きていては、治療行為の終了が殺人のような行為となり、臓器の摘出が死体損壊のような行為となるため、脳死の患者はすでに死んでいるとの法的規定になったと考えられます。

米国のこの制度はまだ施行されて四十年に満たないにもかかわらず、国民にうまく浸透できたものだと感心します。しかし峯村らにより、欧米諸国と日本で、脳死を人の死と規定することが妥当と思うか否かの調査（峯村芳樹ら「生命観の国際比較からみた臓器移植・脳死に関するわが国の課題の検討」『保健医療科学二〇一〇』五九巻三号）がなされた結果、欧米でも否定的に考える人たちが一定数存在することがわかりました（「妥当だとは思わない」＋脳死がわからない―ドイツ２３％＋７％、フランス１７％＋９％、イギリス１３％＋２１％、米国１４％＋１２％、日本２３％＋３０％）。しかし、たとえ一定数の国民が「脳死を人の死と規定する」ことについて否定的に考えていても、実際に脳死の状態に陥った際に治療を終了することは社会的に確立されています。つまり彼らは、この社会制度に納得しているのです。

一方、日本では国民皆保険制度が徹底され、望むならば可能な限りの手段を尽くす医療を誰もが受けることができます。日本では、臓器提供を望まなければ脳死の患者は生きており、もう数日間は患者の心臓は拍動します。ここに、脳死を人の死として受け入れられるか否かの感傷的な議論が入り込む余地が生じます。脳死に関しては、日本と欧米諸国の制度間に単純かつ根本的な相違があり、ドナー数に差が出るのも当然です。

日本における臓器移植法の推移

日本の臓器移植法を読み解いてみると、一九九七年施行の臓器移植法（以下旧法）の本文には、「臓器提供を前提とする場合にのみ、脳死の状態を人の死と見なす」という主旨の記述があります。しかし二〇一〇年施行の改正法では、法律の本文に「脳死の状態を人の死と見なす」とし、運用指針（ガイドライン）に「ただし脳死判定は臓器提供を前提とする」のように記されました。旧法の文を二つに分け、前半の部分を本文からガイドラインに移したわけです。つまり、運用としては旧法も改正法も本質的に同じですが、この文章の書き分けが日本の移植医療に多大な混乱を招く結果となりました。

法改正時、移植側の医師や患者団体は、「これで日本も欧米の法律に追いついた。脳死を人の死と人々に教え誘導することで、日本のドナーも欧米並みになるはずだ」と沸き、メディアにも「脳死は人の死と決まった」と解説していました。私は、それは単に文字を並べ換えただけの机上の空論であり、きちんとした啓発がなされなければ無意味であると、学会などで幾度も主張しましたが、移植側の医師らの耳にはほとんど届きませんでした。そして、法改正後十年を経ても、ドナーのＰＭＰは世界の最低レベルのままであり、欧米並みなど夢のまた夢という現状なのです。

韓国における臓器移植法と国内事情

隣国の韓国の事情を調べてみると、韓国は日本と同様にオプトインかつ「脳死は人の死ではない」制度です。しかしドナーのＰＭＰは二〇一七年で９・９５名であり、日本の十一倍に当たります。この理由を、二〇一五年、第四十八回日本臨床腎移植学会の腎移植連絡協議会での、星長清隆医師の発表「我が国の献腎提供減少の背景と臓器提供が著増する韓国から学ぶべきもの」と、同学会のジョイント市民公開講座での韓国の移植医療の権威Duck J Huan 医師の発表「韓国での臓器提供推進の取り組み」を参考にみていきます。

韓国では、一九九七年より脳死での臓器提供が始まり、遅れて一九九九年に臓器等の移植に関する法律が制定、施行されました。また二〇〇〇年に日本のネットワークと同様な組織ＫＯＮＯＳ（Korean Network for Organ Sharing　国立臓器移植管理センター）、二〇一〇年にＫＯＤＡ（Korean Organ Donation Agency：韓国臓器提供機構）が設立されました。臓器提供の動機付けとしては、治療費と葬儀代金の公的負担があり、そのほかにも何らかの現金の提供がなされています。そのためか、比較的低所得層からの臓器提供が多くなっています。

また、韓国国内の医療施設に対しては、二〇〇八年から脳死患者あるいは脳死に近い患者の存在をＫＯＤＡへ報告する義務が布かれ、違反すると当該施設に罰則や罰金が科されるようになりました。この情報集約の手法は、クリントン米国大統領が布いた、患者がまだ脳死でなくとも、脳死に陥る見込みが高くなった時点で中央に全例連絡すべきとする大統領令に似て、脳死患者を逃さない、取りこぼさないとする制度の一種です。

また、韓国では二〇〇八年にプロボクシング選手の崔堯森（チェ・ヨサム）氏が、試合に勝利した直後に倒れ、脳死との判定を受けて臓器を提供しましたが、これが契機となって、国内の臓器提供数が著しく増加しました。それでも国内の医療施設は臓器提供には敬遠気味で、提供側と移植側の学会レベルでの交流は困難であり、医師間の個人的付き合いで維持、促進しているといいます。とはいえ、総ドナー中、脳死ドナーが九割を占め、ＰＭＰが９・９５人もある韓国には感心します。

日本の臓器移植手術のレベル

このように、オプトアウト制度、脳死を人の死とする制度、金銭による動機付けなど、諸外国には日本とは根本的に異なる制度が存在します。制度の違いは、その国が持つ真剣さや熱意の違いを意味しています。我が国は日本人を救う気が本当にあるのかと問いたくなります。

医学部での講義の際、学生から、日本でそれほど移植手術数が少ないのは、移植技術のレベルが低いからかという質問がありました。日本移植学会ＨＰの「ファクトブック二〇一八」の心臓移植の欄を見ると、日本と世界平均の移植後生存率は、それぞれ一年後で９４％と８４％、五年後で９３％と７３％、十年後で８９％と約５０％、十五年後で８５％と約４０％であり、日本の心臓移植技術は世界のトップレベルにあることがわかります。また同ファクトブックには、渡航心臓移植を受けた四十九名中二十四名が死亡したという記載もあります。もちろんほかの臓器移植でも、日本の成績が劣ると聞いたことはありません。

日本で必要なドナーや臓器数の試算

では、日本ではドナーはどれほど足りないのでしょうか。心臓と腎臓の移植待機者数を元に、ドナーの必要数を試算してみます。

まず、心臓移植の待機者数を七五〇人、腎臓移植の待機者数を一万二〇〇〇人、日本の総人口を一億二五〇〇万人、そして一人の腎臓ドナーから常に二つの腎臓が提供されると仮定します。日本移植学会総会のＨＰに掲載されている「ファクトブック二〇一八」には、心臓移植待機者の半数は一年の内に死亡するとあります。もちろん一年以上生存する人もいるわけで、私はある心臓移植医から待機者の平均余命は二年ほどと聞きました。そこで仮に一年半の間に全ての心臓待機者が移植を受けるためにはと考えると、７５０÷１・５で年間五〇〇人の脳死ドナーが必要となります。つまりＰＭＰは５００÷１２５で四人となります。人口一〇〇万で年間にわずか四人、人口五十万ならば二人、人口二十五万で一人という脳死ドナー発生の条件は、とても簡単にクリアできる数字です。平均余命を一年半ではなく一年と仮定してもＰＭＰは六人となり、いずれも容易にクリアできる数字なのです。

次は腎臓で試算します。現在、幸運にも死体からの腎臓提供を受けた人の平均待機年数は約十二年です。そこで仮にその半分の六年の内に、一万二〇〇〇人の全ての待機患者に腎臓移植が行われるためには、１２０００÷２÷６で年間一〇〇〇人のドナーが必要となります。このＰＭＰは１０００÷１２５で八人となります。このドナーは、脳死でも心停止でもかまいません。

そこで心臓の試算と合わせると、年間の脳死ドナーがＰＭＰ四人あるいは六人以上、脳死と心停止のドナー総数が八人で目標達成となります。人口一〇〇万で年間ドナー八人は、やはり容易に達成できる数字です。ＰＭＰ八人は二〇一八年の０・７６人の一一倍となる大きな数字ですが、それでも現在の韓国の９・９５人よりも低いのです。

ネットワークは二〇一七年七月に、次の五年間で年間ドナー数一〇〇〇人を目標に掲げ、普及費用として日本財団から一億二〇〇〇万円の助成を受けました。つまり二〇二二年までにＰＭＰを八人にする算段です。これが夢物語に終わらないようにしたいものです。

移植にまつわるお金の話

ここでは、医療経済学の視点で腎臓移植を検討してみます。患者一人当たりの慢性透析の年間医療費はおよそ五〇〇万円であり、現在の透析患者数三十三万人にかかる総透析費用は五〇〇万円×三三万人で一兆六五〇〇億円となります。これは日本の総医療費四〇兆円の４・１％に当たる金額です。この一兆六五〇〇億円は国に納められる健康保険料から支払われるため、日本の総人口一億二五〇〇万人で割ると、国民一人当たり年間約一万三二〇〇円となります。これは、生まれたばかりの赤ん坊も含めた国民全てで負担する金額です。

しかしここで、一人のドナーから二つの腎臓が提供され、透析患者二人が透析から解放されると、年間一〇〇〇万円の透析費用が削減され、二つの腎臓が十年間機能すれば、一人のドナーが一億円の医療費を削減することになります。仮に腎臓移植待機者一万二〇〇〇人全てに腎臓が移植されると、年間六〇〇億円の透析費用が削減されることになり、臓器提供による経済効果には目を見張るものがあります。

なお、臓器や組織のドナーには、いかなる場合においても、提供による金銭的な収入や支出が生じることはありません。ところが、ドナーの遺族に向かって知り合いや近所の人が、「いったいいくらで臓器を売ったんだ」

と心なくなじることがあるそうです。残念なことです。

レシピエントが支払う費用

移植学会の「ファクトブック二〇一八」の心臓移植の欄には、レシピエントが支払うべき金額が記載されています。それによると、二〇〇六年から心臓移植が保険適用となり、心臓手術費用一九三万円、心臓採取術費用六十三万円、脳死臓器提供管理料二十万円などが決まりました。しかし心臓移植待機者のほとんどが身体障害等級一級を持つため、自己負担金は発生しません。また待機中の外来診療、入院診療、各治療行為についても自己負担はありません。実際に支払うのは、初回登録費三万円と年間の更新費五〇〇〇円と臓器斡旋費十万円が自己負担、さらに臓器搬送費約六五〇万円以下の療養費払い（最初に全額を支払い、後で七割が戻ってくる。実質三割負担）であり、総計は二百数十万円程度となります。腎臓に関しても、慢性透析を受けている人は全て身体障害等級一級を持つため、移植に関する負担金は心臓移植と同様です。

ネットワークＨＰのデジタルトランスプラント一〇巻の特集「脳死移植の幕開け」の欄には、ある心臓と肝臓の搬送の実情が記されています。それによると、心臓と肝臓をまずヘリコプターで運び、肝臓はさらにそこからチャーター機で搬送しました。ヘリコプターは、燃料を一時間で約四八〇リットル必要とし、往復二時間の実費（燃料費）や隊員出場手当てなどが請求されました。チャーター機は、一時間のフライトにつき約六十万円、待機時間は約四十万円で、二時間三十分のフライトにおよそ二時間の待機時間及び乗員出張経費を加えて換算し請求されました。請求額はさまざまな配慮により値引きされていますが、実費は大学の研究費用から支払われたとあります。臓器を搬送するだけでも多くの組織や人材の介入があり、それに対する代価が絡んでいます。日本人はお金の話に疎く、また敬遠する傾向がありますが、全てのものには代価があることは知っておかねばなりません。

海外渡航移植事情とその費用

臓器取引と移植ツーリズムに関するイスタンブール宣言

海外渡航移植の話題で欠かせないのが、二〇〇八年、トルコのイスタンブールで開催された国際移植学会と世界保健機構との共同宣言、すなわち「臓器取引と移植ツーリズムに関するイスタンブール宣言」（原文と日本語訳＝http://www.asas.or.jp/jst/pdf/istanblu_summit200806.pdf）です。この宣言を読み解くと、「臓器の提供側および移植側が金銭の授受を手段として臓器をやり取りすることが、人権を損なう臓器取引や移植商業主義に発展し、渡航移植あるいは移植ツーリズムにつながる。そこで、死体臓器提供を増やし、移植ツーリズムに反対し、生体ドナーの保護と安全性などを確保するために、国や地域は臓器提供の自給自足を達成するための努力をすべきである。さらに生体ドナーよりも死体ドナーの増加を優先させるべき」と主張しています。現在の価値観では当然の内容ですが、それまでは日本人がアジア諸国で公然と臓器を買い、移植していた時代がありました。

なおこの宣言は、臓器を自給自足できるよう努力すべきと主張しているものの、渡航移植を完全に禁止しているわけではありません。

では、子どもの臓器移植のために多額の募金を募り、米国などで移植を受ける活動には問題はないのでしょうか。移植学会ＨＰのファクトブック内の「海外渡航心臓移植の問題点」に、この件について次のような解説があります（以下、要約です）。

現在、日本人を受け入れてくれている国は、米国とカナダだけです。米国、カナダでは、移植施設ごとにその前年度に施行した心臓移植件数の５％の件数を、本年度外国人への心臓移植にあてることが認められています。米国が海外から心臓移植を希望する人を受け入れるのは、米国国籍を持たない人が米国内で脳死臓器提供を行なうことがあり、それが脳死臓器提供全体の１０〜１５％を占めるからです。そのため、米国籍を持たない人にも心臓移植の機会を与えてくれています。これは決して、日本のように医療レベルも高く、経済的に豊かな国の患者を受け入れるためのルールではないのです。しかし、米国で行われた米国人以外の小児の心臓移植件数の推移を見ると、そのほとんどが日本人の小児です。

私には、多くの日本人が米国内で脳死ドナーとなり米国社会に貢献しているとはとても思えません。しかし、日本人は米国にとっての外国籍所有者であり、５％ルール内に属するはずと、数億円の現金を携えて米国で移植を受けているのです。日本人個人が、億単位の日本円を米国で消費する経済効果は大きいので、米国の５％ルールは、臓器を用いた商売上手と表現できるのかもしれません。

イスタンブール宣言の抜け道

二〇一九年二月の第五十二回日本臨床腎移植学会で、かつてイスタンブール宣言に関わった小林英司医師の発

受取人払郵便

早良局
承　認
1321

差出有効期限
令和２年６月
29日まで
（切手不要）

郵便はがき

８１４８７９０

福岡市早良区西新７丁目
1-58-207

木星舎行

購入申込欄

本書の追加ご購入は，このはがきで直接小社にご注文ください。郵便振替用紙を同封の上，お送りいたします（３冊以上は，送料無料)。なお，書店に注文される場合は，地方・小出版流通センター取扱書ということでご注文下さい。

臓器移植の誤解をとく	冊

通　信　欄

本書に対するご意見・ご感想などお聞かせください。今後の参考にさせていただきます。

■ ご住所

TEL　（　　）

■ ご氏名

■ お買い上げ書店名

■ ご意見・ご感想

ありがとうございました

表の際、私は、米国の５％ルールとイスタンブール宣言には整合性があるのかと質問しました。つまり、米国による臓器ビジネスではないのかと問うたのです。小林医師の回答は「整合性はとれている。イスタンブール宣言は、例えば日本の移植待機者が自分の力だけで外国に出かけて移植を受けることを否定している。しかし日本国内で患者を診療する医師が、国外の医師を紹介することは認めている」でした。意味深長な内容です。つまり、内外の医師同士が連絡すれば、米国やカナダ以外でもイスタンブール宣言に反しない移植が可能となるのです。事実、具体的なサイトの名称の記載は避けますが、インターネット上には、インド、フィリピン、中国などでの腎臓や肝臓の移植を紹介し仲介する組織が散見されます。

日本移植学会は、違法性をはらむ渡航移植を受けた日本人を、国内で診療することを拒否しています。そして近年、ある透析患者が渡航移植を斡旋する某組織に連絡し、臓器ブローカーの介入により日本の近隣国で腎臓移植を受け、帰国した後に浜松医科大学病院を受診しようとして、病院が拒否した件で裁判が行われました。諸事情を検討した結果、判決では訴えた患者の敗訴となりました。その患者は渡航腎臓移植のために総額一七九〇万円を支払ったそうです。生々しい金額です。

違法性をはらむ渡航移植にはさまざまなエピソードがあります。私が参加した腎臓移植の研究会での興味深い発表を一つ紹介します。

透析治療を受けている男性が、日本の近隣国で死刑囚からの腎臓移植を受けました。その際、三十歳代の若い死刑囚の腎臓だと太鼓判を押されたといいます。しかし帰国後体調が悪くなり、男性は救急施設に搬送され、移植が不成功だと告げられました。そして、移植された腎臓のＣＴ検査の結果、その腎臓は老化が著しい高齢者の腎臓であると判明しました。裏の社会で正しい医療が行われるはずがなく、悲しい話です。

このような渡航移植の件を見聞きするにつれ、イスタンブール宣言の有効性に疑問を覚えます。抜け道はいくらでも作られそうです。現に、二〇一九年八月二十二日には、四人の日本人が違法な臓器売買の斡旋を通じパキスタンで腎臓移植を受け、一人が重篤になったと報じられました（ウェブ記事：共同通信「パキスタンで邦人四人が腎臓移植　違法売買の臓器使用か、一人重篤」などを参照）。

小児の渡航移植

渡航小児臓器移植への募金

さて、渡航移植の費用の話に戻ります。ＮＰＯ日本移植支援協会は、日本で移植を待機する人や移植をすませた人を支援する団体です。そのＨＰのリンクからレシピエントの欄を開くと、「〇〇ちゃんを救う会」などのサイトが、閉鎖サイトも含めて一〇〇近く並んでいます。その中で内容を確認できる十八のサイトを調べると、未成年が十一名で成人が七名。そのうち十三名は移植はすんでおり、心臓移植の八名は全て米国で手術を受け、肝臓移植の五名中二名はオーストラリア、二名はベラルーシ、一名は米国で移植を受けていました。募金の最高目標額は二億五〇〇〇万円でした。

また私は、近年の二人の小児の渡航臓器移植の情報サイトを日々確認しました。「しずくちゃんに心臓移植を」と「しょうへいくんに心臓移植を」です。

「しずくちゃん」の募金目標額は三億一〇〇〇万円で、その内訳はデポジット（保証金・預かり金。治療前に一括して渡航先の施設に納める金額。治療費を含む）約二億一〇〇〇万円、予備費三〇〇〇万円、渡航費六〇〇〇万円、現地滞在費七〇〇万円、事務局経費など二〇〇万円でした。この募金は二〇一七年七月十日に始まり、なんと同年十二月末に、五カ月と二週間で目標額を上回る三億二〇九二万円を達成しました。金額の伸びを観ていると、一気に数千万円が加わることが幾度もあり、驚くばかりでした。そして彼女は翌年二〇一八年二月に渡米し、そのわずか三カ月後には心臓移植を受けることができました。

「しょうへいくん」の募金目標額は三億五〇〇〇万円で、その内訳は、デポジット約二億六〇〇〇万円、予備費二〇〇〇万円、渡航費六〇〇〇万円、現地滞在費六〇〇万円、事務局経費など二〇〇万円でした。この募金は二〇一八年九月二十五日に始まり、翌二〇一九年の一月末、わずか四カ月で目標額を越す三億六三七二万円に達成しました。しかし、しょうへいくんは渡米することなく、二〇一九年三月に亡くなりました。このような未使用の募金あるいは余剰金は、渡航移植を目指すほかの待機者のために貯蓄されます。

海外療養費制度の活用

日本では二〇〇〜三〇〇万円の治療費ですむところを、余命が短く待てないからと渡航移植を目指すと、桁が二つ加わる金額が必要になります。これは渡航先の医療保険に加入していないため、全てが自費負担となるからです。しかし、社会の反応は大きく、支援サイトが作られメディアで報じられるとすぐさま募金が始まり、四、五カ月で三億円以上を達成する —— 世の人の温情を思い知るばかりですが、募金で治療費が短期間で入る見込みがあるからこそ渡航を目指すとも言えます。

日本心臓移植研究会ＨＰの「心臓移植レジストリ」を見ると、一九八四年から二〇一七年十二月末までに一一八人の日本人が渡航移植を受けており、法改正後にも年間三〜六名の十八歳未満の小児が渡航心臓移植を受けています。人工心臓の小型化や軽量化など医療機器の発達により重症患者が渡航しやすい環境となり、渡航心臓移植が減少する気配はありません。また、二〇一七年十二月に日本政府は、渡航移植を受ける患者に、公的医療保険から一〇〇〇万円ほどを給付するという驚くべき方針を発表しました。海外での治療費を加入先の医療保険から払い戻す、海外療養費制度の活用です。

これに対して「日本政府は渡航移植を推進するのか」と多くのクレームが生じたため、同年十二月二十二日に日本移植学会理事長の江川裕人氏が、日本移植学会員向けにコメントを発表しました。要約すると、「日本の医療保険には、やむなく旅行中などに海外で治療を受けることになった日本国民に、償還払いの形で日本の医療費に相当する金額を保険者が患者に支払う仕組みがある。今回はこの仕組みを、日本の臓器提供の状況から救命のためにやむなく、米国で海外渡航割り当て枠の中で心臓移植を受けた子どもに適応するとした。私としては、保険者と被保険者の関係の中で進められたものであり、海外への渡航移植を助長するようなものではないと理解する。しかし、日本移植学会理事長として我々の非力に忸怩たる思いである」というような悔しさが滲み出る内容でした。

これら渡航移植についての多くの複雑な事情を知るにつれ、改めて日本の臓器提供数の少なさを痛感します。また、このような億単位の高額な高の募金を見て、日本国内の移植でも同等の費用が必要だと誤解する人も多いようです。

臓器売買・移植ツーリズム事情

前述の不審な組織を介した腎臓移植では、待機者が一七九〇万円を支払っていました。また二〇一八年一月の記事では、国際的臓器売買団の主犯格がキプロスで逮捕され、提供者から一万五〇〇〇ユーロ（二〇〇万円）で臓器を買い、移植待機者に十万ユーロ（一三五〇万円）で臓器を売っていたことが明らかとなりました。また二〇一八年十一月には、米国の経済制裁に困窮したイランで、イラン腎臓財団が四十八万円で腎臓提供を募り、また「急いで臓器を売りたい」などの張り紙が街中に貼られていると報じられました。ちなみにイランは世界で唯一、自国民間での臓器の売買を認めている国です。

世界での臓器売買の値段の相場は、金融犯罪対策の最新動向を提供する機関紙「ＡＣＡＭＳトゥデイ」のＨＰの二〇一八年の六～八月の「Organ Trafficking：The Unseen Form of Human Trafficking」の記事に詳しく載っています。それによると米ドル換算（一ドル一一〇円）で、角膜は三三〇万円、肺は一六五〇万円、心臓は一四三〇万円、肝臓は一〇七八万円、そして腎臓は六八二万円とあります（二〇〇七年 Matas & Kilgour 著『Bloody Harvest』より引用）。金額にも驚きますが、特に心臓提供にはドナーの死、つまり殺人が必要になります。とすれば、他の臓器も人を殺害して得られる臓器なのかもしれません。

また、同じ「ＡＣＡＭＳトゥデイ」ＨＰの二〇一八年の九～十二月の「The Eradication of Organ trafficking」の記事には、世界での腎臓売買の状況を示す図が載っています。この図には、腎臓を売る国が赤で、買う国が青で示されていますが、日本はやはり青色に塗られています。そして、世界中の年間の腎臓移植の５～１０％、約三四〇〇件から六八〇〇件が臓器売買によるものとあります。レシピエントは腎臓に七万～十六万米ドル（約八〇〇～一八〇〇万円）を支払います。平均的なドナーは平均二十九歳の男性で年収が四八〇米ドル（約五万三〇〇〇円）、平均的なレシピエントは平均四十八歳の男性で年収が五万三〇〇〇米ドル（約六〇〇〇万円）とあります。つまり貧困国の男性が、自分の腎臓の一つを富裕国の男性へ売る構図となっているのです。もちろん、不法な仲介組織が多くのマージンをせしめていることは想像に難くありません。

　これらの移植にまつわる費用を考えると、日本人が臓器を移植したいと願う際、日本で長い年数を待機し幸運にも提供の機会を得て二百数十万円で移植を受けるか、違法な裏社会を通じて渡航後数週間で一〇〇〇万～二〇〇〇万円で移植を受けるか、億単位の募金を得て渡航して数カ月で移植を受けるかの手段が考えられます。私には、臓器売買の裏社会が、裕福な国の待機者がどうにか工面すれば支払いが可能な金額を設定しているように見えます。

日本での臓器売買とは

　日本では、ドナーの遺族とレシピエントはお互いの名前や連絡先を知られないように配慮されています。例えば、臓器の提供を受け、元気になったレシピエントは、お亡くなりになったドナーのご遺族にご挨拶に行きたいと思うかもしれません。その際、手土産の菓子折の中に、謝礼の現金を入れないとは限りません。先方は亡くなり、こちらは死の淵から生き返ったことに見合う金額の相場がどれほどになるのか、私には想像がつきません。

　あるいは、例えば一家の大黒柱がくも膜下出血で倒れ、主治医が家族に危篤状態だと説明したとします。残される家族はとたんに金銭的に困窮するでしょう。その際、家族は、本人の臓器をできるだけ多く提供して、それぞれのレシピエントに相当な額の謝礼を要求できるなどと考えるかもしれません。このように、お互いの連絡先を知ることで金品や物品が動くことを、日本では「臓器売買」と表現します。日本で、臓器一つ数千万円などと売買するわけではありませんが、個人情報には厳重に配慮すべきです。なお、お互いへの手紙などは、移植コーディネーターが個人情報を伏せて仲介しています。

これまで述べたように、各国の臓器提供や移植の事情は千差万別で、日本には日本独自の文化と歴史があります。日本が諸外国の手法を参考にはしても、単に真似すればよいというものではありません。では、日本ではどうすればよいのでしょうか。

それは、日本の事情に沿った独自の方策を作り、それを元にベストを尽くすことだと考えます。

COLUMN 1

私が脳神経外科医師の道を選んだわけ

医学生時代、私は将来、専門性の高い診療科の医師になりたいと思うようになりました。さらに、神経学に強く惹かれました。神経学は、脳の神経回路を熟知し、患者を手元の簡単な診察道具だけで診察し、病気を論理的に的確に推察する学問です。言わば、観察力だけでズバズバと言い当てる名探偵シャーロック・ホームズです。ＣＴやＭＲＩなどの画像検査はその推察の確認と言えます。

また画像検査ではわからない神経の病気も多く、そのときこそ神経学の本領発揮なのです。さらに、外科医師として手腕を磨きたい、一度きりの人生なので最も難しい分野に挑戦したいとの思いもありました。つまり、神経学＋高度の専門性＋外科の手腕＋最難関分野を掛け合わせ、私は脳神経外科への道を選んだのです。

医師の目で見る人の死

二〇〇九年夏、臓器移植法の改正法案についてのニュースが世にあふれました。一九九七年の臓器移植法制定時と同様に「脳死は人の死か」という議論の再燃、なかには「子どもから臓器を抜き取るのか」というような暴論がメディアを賑わせていました。

そんなある日の朝、テレビの情報番組で有名な男性キャスターが「心停止、呼吸停止、瞳孔散大を死の三徴と言いますが、わずか三項目で人が死んでいると言えるのでしょうか」というようなコメントをしました。つまり三項目では不足、もっと多くの項目が必要だろうとの主旨でした。私は、彼の人の死についての不理解にショックを受けると同時に、脳死のみの議論ではなく、通常の人の死と脳死を対比させる議論が、移植医療の啓発に必要であることを強く感じました。

「死とは何か」という議論は、医学や生物学以外にも、宗教、哲学、倫理など死を論じる人の立場や考え方の基盤によってさまざまです。私は医師であり、人の死を宣告する職業的立場ですから、人がその人生を終え、生から死の状態に移る医学的な過程をここで解説します。

人の死の常識

人の死の常識として挙げられる一つ目は「人は必ず死ぬ。人の有史上一五〇歳まで生きた人は一人もいない」ということです。過去どれほどの数の人が地球上に現れ死んだかは想像もできませんし、逐一調査することもできません。しかし、「人は必ず死ぬ。一五〇歳までは生きられない」の弁を否定する人はいないでしょう。あるいは、それは当然で常識かもしれませんが、なぜ当然なのか、なぜ常識なのかを説明するのは困難です。しかし社会で共通の認識を論じる際に、当然や常識は、非常に重要なキーワードです。

二つ目は、「医師ではない一般の人でも死を判断することがある」ということです。夏の終わりに公園の地面で腹を上に向け動かなくなったセミを見ると、セミが死んでいるとわかります。なぜなら、ピクリとも動かないからであり、セミの呼吸の有無を調べるまでもありません。「動かなければ死んでいるはずだ」という常識です。

ニュースで、山中で腐乱死体が発見されたと聞けば、その体を見ることはなくても腐乱しているなら当然死んでいるだろうと判断できます。これは腐乱が死後の変化を意味するからです。では、「雪山での遭難者が心肺停止の状態で発見された」はどうでしょうか。人が死んでいると法的に断言できるのは医師と歯科医師のみです。捜索隊員が医師や歯科医師でなければ、死亡していると表現できず、「心肺停止の状態」と表現するしかありません。その後、体は病院に搬送され、医師により死亡が確認された、という流れになります。同じ状態でも、扱う人の立場により死の表現が異なることになります。

三つ目は、「死体を見たことがなければ死を理解するのは難しい。死体を見れば、死は容易に理解できる」ということです。葬式でお棺の中の遺体の顔を見れば死を理解できます。顔に張りがなく顔色が蒼白だからです。死化粧を入念に施しても、肌に血が通っていなければ、生きた顔にはなりません。逆にテレビや映画で俳優がいくら死体のふりをしても、顔色がよければ死体には見えません。また、死体の目や口は力なく半開きになるため、俳優が目や口をきちんと閉じていれば死体の役はつとまりません。生きている人が、死体と同様に体中の力を完全に抜くことは不可能なのです。

人が亡くなるとすぐに出る現象は、肌が冷たくなることです。死の間際に、家族が本人の手足に触れていれば、その冷たくなっていく速さに驚くでしょう。そして、これが死なのだと実感できます。しかし核家族化が進み、若い人たちが、祖父母の危篤状態を見たり、臨終に立ち会う機会が少なくなっています。

人が生から死に移る際に、どのような変化が現れ、医師がどのように看取るかを知らなければ、死の常識を体得するのは難しいでしょう。

臨終　最期を看取るとは

人の臨終の様子はさまざまです。例えば、病気による死か、ケガ（外傷）による死か。急な死か、長期闘病の末の死か。自宅での死か、病院やホスピスでの死か。病院の場合でも、臨終用の個室での静かで落ち着いた死か、集中治療室で多くの機械や管につながれた雑音の多い落ち着かない中での死か、などで変わってきます。

日本人の死因は多い順に、癌（悪性新生物）、心臓病、肺炎、脳疾患、老衰です。そこでまず、脳の急病ではなく、癌末期、慢性の心臓病、高齢者の肺炎、認知症、老衰などでの典型的な衰弱死の様子を考えてみます。

病院での臨終の場面

衰弱して危篤状態の患者は、極端に痩せ細った体で病院のベッドの上に横たわり、腕に点滴の管が入り、顔には酸素マスクが当てられています。心電図のモニターがベッドの横にあり、家族もその波形を見ることができます。患者は、肩を弱く上下に動かし、あえぎ呼吸をしています。家族の呼びかけに薄く目を開けることもありますが、視線は合わず、声は出ません。表情はなく、顎は落ちて口は半開きになっています。

いよいよ臨終が近くなると呼吸がさらに浅くなり、心電図の波形が弱くなります。目も開けず、手足もぐったりと動かなくなります。主治医が患者の横に立ち、家族は息を潜めて最期のときを予感します。ほとんどの場合、呼吸が先に止まりますが、それでも頸動脈にはまだ少し脈が残っています。心電図モニターでは、心拍が遅く波形が小さくなります。そしてついに脈は触れなくなり、聴診器を胸に当てても心臓の音は聞こえなくなります。この時点で、皮膚は蒼白となり冷たくなり始めますが、まだ心電図ではわずかな波形が残っています。そして数分後には波形が完全に平たくなります。医師はこの後も一、二分間じっと待ち、そして「お亡くなりになりました」と死亡を告げ、頭を下げます。家族も「ありがとうございました」と頭を下げます。

何の変哲もない臨終の場面ですが、私はこの間に多くの配慮をします。仮に自宅での臨終で医師が往診する場合は、心電図のモニターはありません。つまり、呼吸が止まり、心臓が止まり、心拍が聴診できなければ臨終を告げます。しかし病院で心電図のモニターがついている場合は、油断できません。心臓が動きを止めた後も、数分間は心臓の中にわずかな電気が流れています。波形がいったん平らになっても、数秒後にわずかな電気活動が思い出したように現れることがしばしばあります。しかし、モニターを見つめる家族は、何かの波形が出ている間は心臓は動いていると考えます。波形が完全に平らになり臨終が宣言されても、その後にわずかでも波形が出れば不審に思うかもしれません。私が、臨終を宣言するとすぐにモニターの電源を切るのは、このことに配慮してのことですが、それ以外にも懸念はあります。心臓が動きを止め、モニターの波形が平坦になっても、数秒、十数秒後に顎がほんのわずか動くことがあります。ですから私は、念には念を入れ、十分な時間をかけて臨終を宣言するようにしています。

ちなみに、私は臨終の際に瞳孔のサイズを確認しないこともあります。瞳孔は心停止と同時に広がるとは限らないし、なにしろ心臓が止まれば死んでいるに決まっているので、瞳孔のサイズには意味がないからです。

死を先延ばしする人工的な医療処置

さて、ここで幾つかの疑問が生じます。前述の衰弱死の場合は全身状態が悪化して死に至りますが、脳には死因となる病気はありません。つまり臨終が近くなったときに、のどの奥に管を入れ（気管内挿管）、人工呼吸器を装着すれば、体内に酸素を満たした血液が流れます。仮に心臓が止まっても心肺補助装置などの機器を使えば、同様に体内に酸素が行き渡り、脳も酸素で満たされることになります。すると、患者は寝たきりで多くの機械につながれていても意識はある程度戻り、目を開けて家族の方を向き、頷いて手を握るかもしれません。家族にとってはさぞ嬉しいことでしょう。

以前、このことの是非を、ある高名な心臓外科医と議論したことがあります。彼は、「患者の意識はもちろん保たれるし手足も動くだろうが、そんな医療行為は無意味だし、誰もそれを望みはしない」と言いました。

しかし本当にそうでしょうか。医学的には無意味であっても、家族にとっては夢のような手段かもしれません。もし家族がぜひ装置をつけてくれと望んだら、医師は困り果てるのではないでしょうか。しかし現実的には、医師が患者の臨終の間際に、家族に装置をつけることはありません。医学的には無意味なので、敢えて知らせないのです。

つまり、心停止、呼吸停止、瞳孔散大のいわゆる死の三徴による死亡宣告に家族がすんなりと納得するのは、例えば医師を信用しているから、すでに諦めているから、死に至る医学の理論を知らないから、さらなる手段の存在を知らされていないから、あるいは心臓が止まれば死ぬのだから、などのおよそ科学的ではない理由、あるいは場の雰囲気に拠るものと思います。

その一方で、世間ではしばしば医師は手段を尽くしたのか、ベストの治療を行ったのか、などの議論がなされています。しかし、手段を尽くすとは、ありとあらゆる点滴を体に刺し、管や機械をつなぐことでしょうか。仮に医師が絶対に手を緩めず、世に存在する全ての手段を導入するならば、患者の体は管だらけになり、死のうにも死ねないし、家族には心の整理をつけ死を受容する余裕すらあたえられません。残酷なことですが、医学的にはそれも不可能ではないのです。

細胞死

前述のように、呼吸と心臓が止まれば、死亡が宣言され、人は死んだことになります。しかしその時点で、三十七兆個と言われる人の細胞の全てが死んだわけではありません。三十七兆個の中の一個の細胞だけが生きていても、人が生きているわけではありません。また、三十七兆個の細胞が全て死滅したか否かを調べる手段もありません。例えば、軟骨の組織には血管はありません。軟骨細胞は、血液から直接酸素や栄養をとりこむのではなく、周囲の組織から酸素や栄養がゆっくり染み入ることで生きています。つまり心臓が止まっても軟骨細胞はすぐには死滅しないのです。しかし、臨終の際に、軟骨細胞が生きているだろうから、この体は死んでいないはずだ、と言う人はいません。人の死は細胞云々の話ではありません。これもまた常識です。

心肺停止の場合、「心」とは心拍を意味し、「肺」は呼吸を意味します。仮に心臓を数分止めれば意識はなくなりますし、重大な後遺症が残るか、あるいは最悪の場合は死亡します。心肺停止の「肺」は、肺そのものの問題ではなく、横隔膜や肋間筋《ろっかんきん》などの呼吸筋を動かすための脳の中枢がダメになったことを意味します。つまり、死の三徴の中の呼吸停止と瞳孔散大は脳の機能障害（それぞれ延髄と中脳の機能障害）を意味しています。つまり、通常の死は、心臓が弱ることで体を巡る血流が減り、同時に呼吸が弱ることで体内の酸素が減り、その結果、心臓と脳がほぼ同時にダメになる状態と言えます。一方、脳死は、脳だけが先にダメになり、その後しばらくは心臓は自分の力で動いている状態です。

自然な死、自然な看取りとは

臨終の様相の変化

私の祖父は、一九七一年、まだＣＴスキャンすらない時代に肝臓癌を患い自宅で亡くなりました。いわゆる畳の上で亡くなったわけです。当然ながら点滴も酸素も何もありません。最期は往診の医師に脈をとっていただき静かに亡くなりました。その際、家族の誰も、なぜ点滴をしなかったか、酸素を投与しなかったかなど抗議の声をあげませんでした。なぜなら家族が、その亡くなり方でよいと納得していたからです。

人が亡くなる際に最も重要なことは、医師が患者の死がなぜ避けられないかを十分に説明し、家族がそれを理解して死を受け入れることです。家族はデータを知りたいのではありません。強心剤の投与量や呼吸器の設定を知りたいのでもありません。医師の判断を知りたいのです。たとえ、集中治療室で複雑な機械や多くの点滴で治療を受けた結果の死でも、医師の説明が不十分で家族が死を納得していなければ、その死に不信感が残ります。家族は、通夜、葬儀、そして年月を経た法事のたびに、担当医師や病院への不平不満を延々と口にするかもしれませんが、医師にはそれを知る術はありません。医療の基本は、病状説明と言えます。

　ちなみに、厚労省の「人口動態統計」によれば、病院死が在宅死を初めて上回ったのは一九七五年です。それまでは、回復の見込みなしとなれば患者は自宅に戻り、家族の手厚い看病の下に畳の上で亡くなっていました。世界で点滴治療が始められたのは一九二〇～一九四〇年ころ、日本に導入されたのは戦後のことです。つまり人類の悠久の歴史の中で、つい一〇〇年前までは点滴につながれたままの死はありえなかったのです。

病院での死

日本では、核家族化により家族の都合で自宅で看取ることが難しくなりました。同時に医学や医療が発達した結果、人は病院で死ぬことが当然となりました。すると、最良の治療がなされたのか、手を抜いていないかなど、人の死に関わる医療に多くの疑問が挟まれるようになりました。そこで医療側が世間の要求に応じて治療手段をつぎ込むほどに医療費が高騰し、国家予算が逼迫するようになったのです。医療とはいったい何なのか、医師としてやるせなさを感じます。

　さて、患者が衰弱して死期が近くなると、家族はしばしば「自然に」あるいは「自然な感じ」で死を迎えさせたいと言います。しかし入院している状態はすでに自然ではありません。自然な死とは、自宅で亡くなることです。医療行為は全て人工物を用い意図的に行われます。点滴が体につながっている状態は、自然ではありません。どんな種類の点滴液をどれほどの速度で投与するかは主治医が意図的に決めるものであり、そこで「自然に」はありえません。酸素マスクを口に当てるか否か、酸素は毎分何リットルにするか、これもまた自然ではありません。

私は、家族から「自然にお願いします」、あるいは「苦しまないように、痛まないように、負担にならないようにお願いします」と言われた場合は、「わかりました。無理のないようにします」と返事をします。

医療に不信感を持つ人は、さまざまな医療行為を不自然なもの、医師が命を勝手に操作するものと表現することが多いようです。確かに病院での死は自然なままの死ではありませんが、家族が納得すれば不自然なものではありません。

COLUMN 2

なんと味気ない・・脳神経外科医師の人生

一般的に、多くの救急病院の脳神経外科では、少ない医師数でのギリギリの体制で、次々と運ばれる救急患者に対応します。患者のほとんどは状態が不安定で、気を抜くことはできません。ですからプライベートの時間帯にも、病院から遠慮なく電話連絡が来ます。これがどれほど辛いことか。

家族を連れての久々のお出かけで、ドライブ中、食事中、買い物中でもお構いなし。私の携帯が鳴ると家族全員が緊張します。お出かけは即中止、車を引き返して病院へ直行になるかもしれません。仮に重大な用件ではなくとも、電話で厳しい話をする私を見て、家族の気持ちは冷めてしまいます。また行事の予定が全く立ちません。家族に次の週末どこに行くかと問われても、そんなことはわからない、約束できないとしか言えません。土日のお出かけすら近場しか選択肢がない、味気ない人生なのです。

脳死の状態と死

私の医学部での講義で、ある学生がレポートに、移植の議論なのに、「脳死」という強烈なキーワードで全てがストップしてしまう不毛を論じていました。まさしくその通りです。しかし実際は、脳死は〝人の死〟よりはるかにわかりやすい概念です。

結論を列記します。

一．脳死の状態とは、脳の機能が全て喪失し、回復が不可能な状態である。

二．脳死の状態に陥ると、意識のわずかな回復も絶対にありえない。

三．脳死の状態に陥ると、心臓の自律的な拍動は数日間から数週間以内に１００％停止する。

四．脳死の状態とは、生き延びることが不可能な状態である。

五．脳死の状態と、脳の神経細胞の全てが死滅しているか否かの議論とは無関係である。

六．脳死の状態と、「脳死では、脳がドロドロに溶けている」の論旨とは無関係である。

七．脳死の状態では、患者は生きている。

代表的な脳の働き

脳の構造や機能

前述の七つの結論をなるほどと納得される場合は、ここを読み飛ばされても結構です。また本書は医学書ではなく、臓器移植についての一般向けの書籍です。そこで最低限の図（図10：脳の基本構造）と医学用語のみを示して、できるだけ簡単に説明します。

中枢神経には、頭蓋骨に守られた脳と、背骨に守られた脊髄があります。さらに、脳には、大脳と間脳と脳幹と小脳があります。

大脳は、他の動物に比べて人で最も発達した部分であり、自分自身の存在（自我）や意欲、言語、手足の運動、見る・聞く・触れるなどの感覚の中枢が定められた場所にきちんと配置されています。大人の大脳の重さは一二〇〇～一五〇〇グラム、平均一三五〇グラムと言われています。ちなみに、右利きの人の「自我を司る部分＝私自身」はおでこの左横あたりにあり、この部位が病気で壊れると、自我が鈍くなり寝たきりになってしまいます。

間脳には、主に視床と視床下部があります。視床は感覚や意識を保つための中継中枢であり、視床下部は自律神経の最高中枢です。自律神経については、「心臓が動くとは」の項（七一ページ）で解説します。

小脳は、バランスや滑《なめ》らかな動きを促します。生命中枢や意識の保持とは無関係です。小脳は鳥などでよく発達しています。

脳幹には、上から順に中脳と橋《きょう》と延髄があります。間脳と脳幹と脊髄は縦につながっています。脳幹の上下の

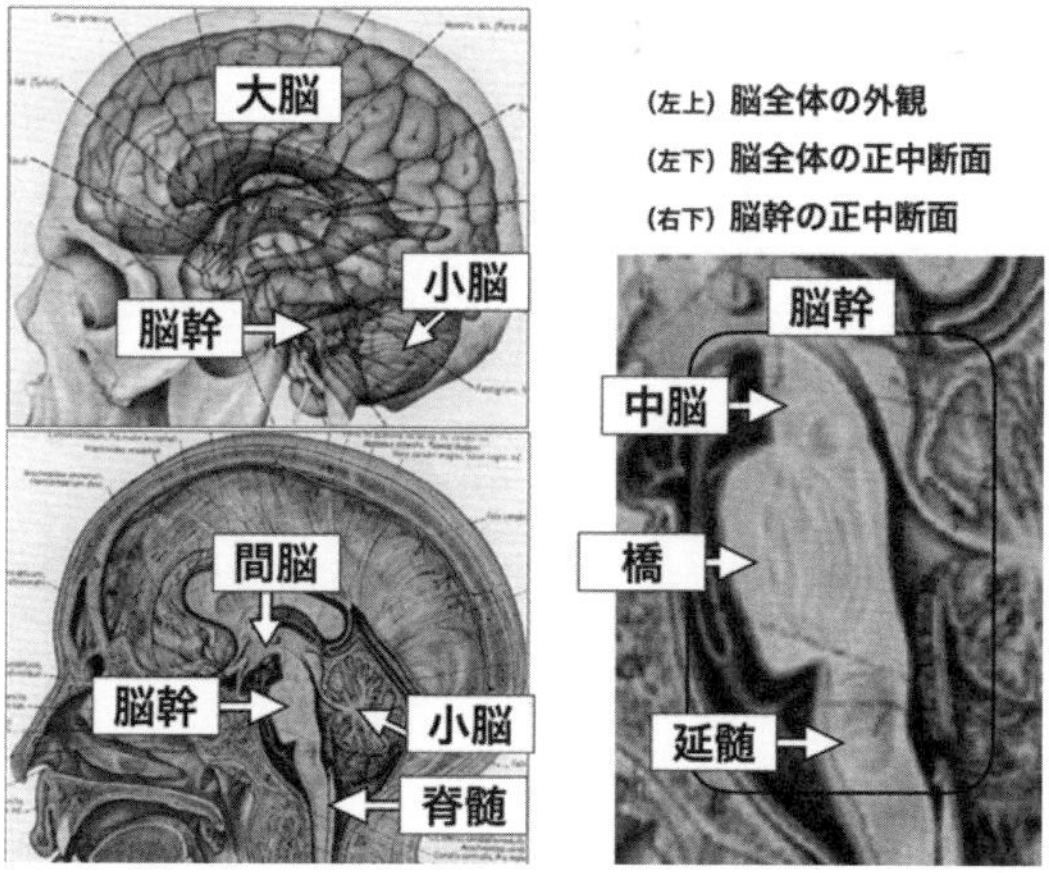

Pernkopf Anatomy：Atras of Topographic and Applied Human anatomy
（Urban & Schwarzenberg）より抜粋・改変

図 10：脳の基本構造

長さはわずか約七・五センチと長めの親指くらいのサイズです。脳幹は、大脳と脊髄を連絡する重要な役目を果たし、また自律神経の中枢があります。

そして最も大切なのは、これら大脳・間脳・脳幹・小脳・脊髄に整然と配置された神経細胞同士が、無数の神経線維で連絡していることです。脳全体の神経細胞の数は千数百億個と言われますが、脳の働きには神経線維のネットワークが重要です。脳の中の神経線維の長さの総和は、一つの脳で一〇〇万キロメートル（地球二十五周分）とも言われます（理化学研究所・脳科学総合研究センターHP「Do you 脳？ 脳に関する基礎知識」を参照）。また、これらの神経線維の基本的な経路は全ての人で同じです。勉学や運動などで脳を使えば使うほど（脳を鍛えれば鍛えるほど）神経線維がさらに伸び、神経細胞同士の細かなネットワークが発達し、回路・回線がますます増えます。その結果、人はより賢くなり、あるいはより上手に運動できるようになります。

意識があるとは（図11：意識を保つメカニズム）

まず、意識を解説します。大脳の神経細胞は、脳の中にぎっしり詰まっているのではなく、脳の表面（大脳皮質）と脳の深部（神経核）に整然と並んでいます。そして、外界から体に入る全ての感覚情報（服が皮膚に触れている、足に体重がかかっている、食べたものが胃腸で消化されている、音が自然と耳に入ってくるなど、特に意識しない感覚情報を含む）の電気情報が、脳幹網様体という神経細胞と神経線維の糸くずのような絡まりを通って上り、視床（神経核の一つ）に到達します。

そして視床から大脳皮質の神経細胞に向けて、ちょうど部屋の中心の明かりが天井や壁を照らすように電気情報を発します。その結果、大脳皮質の神経細胞が電気情報を受けて、目覚めている、起きている状態となります。これが、意識が保たれている状態です。

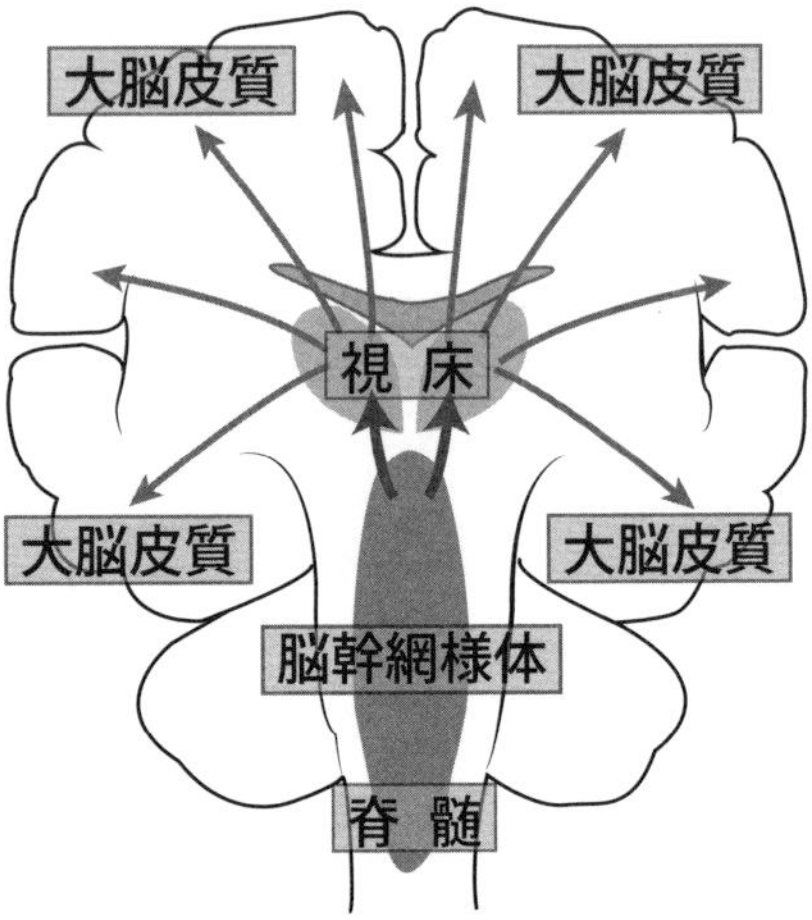

臨床のための神経機能解剖学（中外医学社）より抜粋・改変

図 11：意識を保つメカニズム

意識が鈍いときは、この経路のどこかの働きが悪くなっています。特に深昏睡《しんこんすい》状態（どのような強い痛み刺激にも全く反応しない、ピクリとも動かない状態）では、大脳皮質を含む大脳全体の回線が全てダメになったか、あるいは脳幹の網様体から視床への回線が全くダメになったかを意味します。

顔や手足が動くとは

顔や手足を動かすための神経細胞は、耳たぶの上から頭のてっぺんまでの大脳皮質のライン（運動野）にきちんと並んでいます。そこから神経線維が下に伸びて、脳幹から脊髄を通り、顔や手足への回線を作ります。この回線がダメになれば、顔や手足が麻痺します。

呼吸をするとは

呼吸は普段は特に意識しなくても、眠っている間も体が自動的に息を吸い込み、吐き出しています。しかも意識すれば、強く速く、あるいは弱く遅く呼吸することもできます。この回線は大脳皮質や視床下部からの神経線維が、脳幹部から脊髄を通り、横隔膜や肋間筋を動かしています。視床下部や中脳や橋は、呼吸のリズムや浅さ・深さを調節しますが、最も基本的な呼吸中枢は脳幹の一番下の延髄にあります。

つまり、自発呼吸が止まるということは、延髄の働きが失われたことを意味します。大脳皮質の神経細胞は低酸素や血流不足に非常に弱いのですが、延髄の呼吸中枢の神経細胞やその回路は比較的強いと言えます。心肺停止の患者に蘇生治療を行った場合、脳の働きがほとんど失われても、自発呼吸だけは残ることがしばしば見られます。呼吸中枢は、脳による生命維持の最後の砦と言えます。

心臓が動くとは

最後に心臓と脳の関係です。一般の人にはこの理解が最も難しいようです。呼吸は速めたり遅めたりすることができますが、心臓を自在に速めたり止めたりはできません。心臓は眠っていても動いてくれますし、必要に応じて脈拍や血圧は変化します。これらは意識的には変えられません。このように、自然に調節する働きを、自ら律するという意味で「自律神経」といい、交感神経と副交感神経の二つの働きに分類されます。

心臓を穏やかにゆっくり動かすための副交感神経の電気情報は、視床下部から脳幹を下り、延髄から出る迷走神経（細い一本のそうめんから糸がいくつも枝分かれしたような形の末梢神経）を通り、首から胸に下りてきて心臓の動きを調節します。一方、心臓を速く激しく動かすための交感神経の電気情報は、視床下部から脳幹や脊髄を通って下りてきて、脊髄から臓器に伸びる脊髄神経を通って、心臓の動きを調節します。この際、脊髄神経は背骨の両側で束（交感神経幹）を作り、自律した調節をすることができます。

この交感神経と迷走神経の電気情報が心臓に届いて合流し、心臓の中を走る神経の束を通って心臓の筋肉を動かしています。また、心臓の心筋細胞ひとつひとつには、自分でリズムを持って収縮する働きがあります。つまり神経からの電気情報が届かなくなっても、心臓は自分の力でどうにか動くことができますが、その力は弱く、長続きしません。いずれ数日間のうちに止まってしまいます。

小難しい解説を長々と述べてきましたが、最も大切なのは、意識を保つ、体を動かす、呼吸や心臓などを働かす全ての情報は、大脳や間脳や脳幹部を通り、調節されるということです。読者にはこれだけを理解していただければ十分です。つまり、意識が全くなく、ピクリとも動かず、呼吸が止まり、呼吸器が酸素を体に強制的に送り込んでいる患者が、脳死の状態なのか否かを調べるためには、大脳と脳幹の働きを調べることになるのです。

法的脳死判定では何を調べるか

脳死判定を行う大前提は、患者が深昏睡状態にあることです。深昏睡とは、どのような痛み刺激をあたえても体のどの部位もピクリとも動かない状態です。法的脳死判定マニュアルには「注射針で顔の皮膚を刺しても」全く動かないの意の記載があります。世間でいう「脳死なのに蘇った」、「脳死の我が子の臓器を奪うのか」との主張には、呼びかけると目を開けるし、手を握り返すなど、体のどこかが動いている場合があります。目をわずかでも開けたり、指がわずかでも動けば、それは脳死か否かの前に、深昏睡ですらありません。脳死の状態か否か

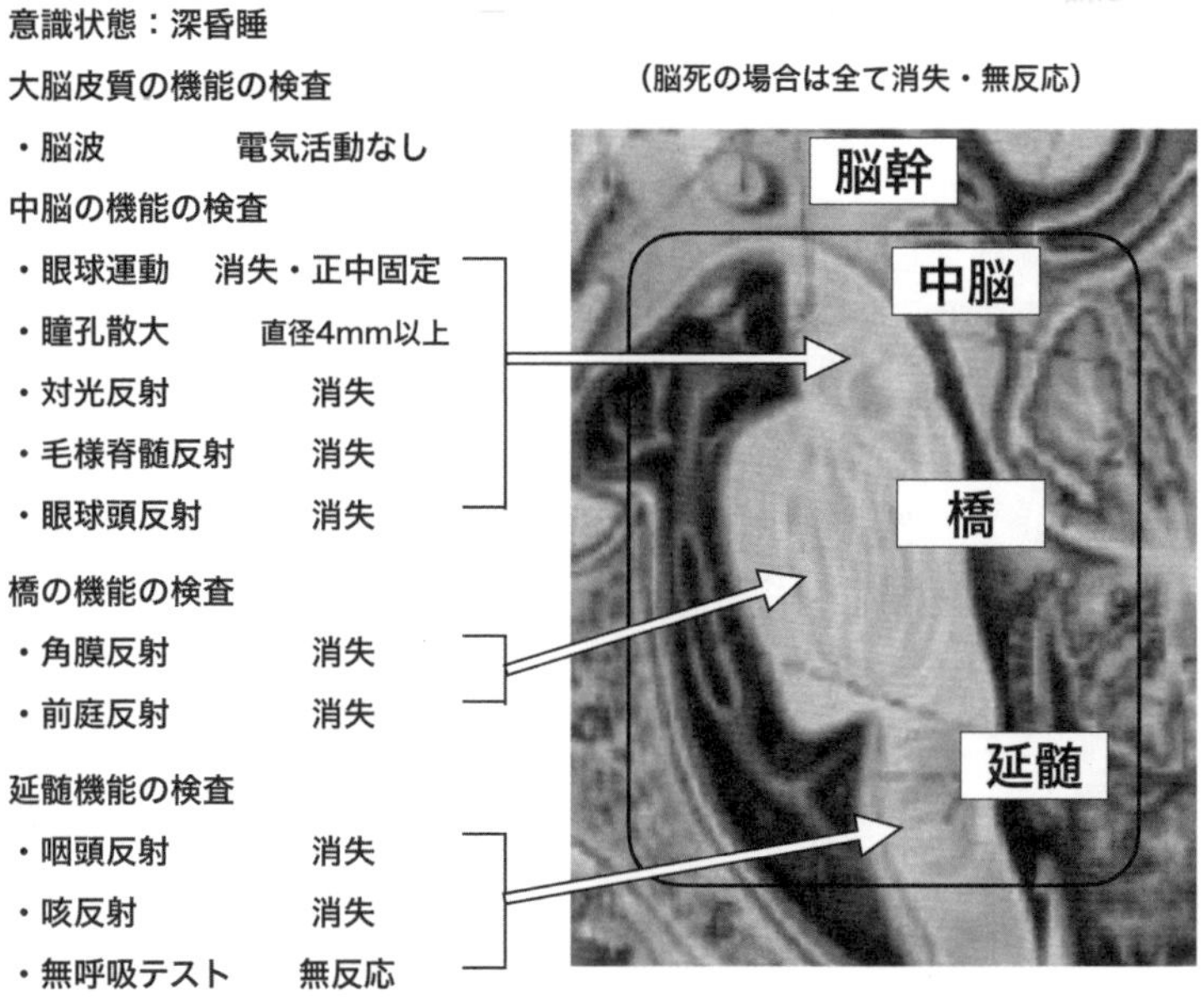

Pernkopf Anatomy：Atras of Topographic and Applied Human anatomy
（Urban & Schwarzenberg）より抜粋・改変

図 12：法的脳死判定の検査項目と脳幹との関係

の確認は、まず深昏睡状態であることを確認して初めて、以下の検査を行います（図12：法的脳死判定の検査項目と脳幹との関係）。

さて、脳死判定では、大脳には一項目、中脳には五項目、橋《きょう》には二項目、そして延髄には三項目の検査が行われます。これら全項目で反応が全くなく、六歳以上では六時間後に、六歳未満では二十四時間後に再度検査をして同様に全ての反応がなければ、脳死の状態とされます。なお、間脳や小脳の機能は調べることはできず、その検査項目はありません。

また、以前は脳死には、いわゆる脳死、臨床的脳死、法的脳死など、語彙《ごい》の混乱がありました。これが問題を引き起こしやすいことから、現在では、脳死とは法的脳死判定基準を全て満たした状態のみを指すこととされました。

「脳死ドナーの原疾患」（二二ページ）の項で述べた通り、脳死ドナーの原疾患の大半が、脳血管障害、頭部外傷、低酸素脳症（心肺停止後の蘇生後脳症）を占めています。心筋梗塞や溺水などの急激な心肺停止では、脳全体への酸素供給が一気に止まり、大脳や脳幹の全ての働きが一度に失われることが多いのですが、その一方、脳血管障害や外傷では、大脳の腫れが上から下へ進み、間脳、中脳、橋、延髄を順に圧迫して冒し、各部位の症状が加わり悪化していきます。この場合、最初のポイントとなるのが、瞳孔のサイズです。

私が脳神経外科医師として修練を始めた当初に、指導医から、「瞳孔が開いてしまうと命を助けることはできない。瞳孔が開くということは脳幹部の一番上の中脳がダメになったことを意味する」と教わりました。その後、医師として三十五年が経ちましたが、その教えに誤りはありません。しかし、但し書きが必要です。

瞳孔が開くほどの重症となれば、どのような治療を施しても意識はまず元には戻ることはありません。しかし橋や延髄へ影響が進まなければ、自分で呼吸する力は残り、数カ月あるいは数年間ぼんやり寝たきりの状態となります。この状態を、植物症、植物状態、あるいは重症の遷延性意識障害といいます。また、大脳の広範囲や間脳がダメになれば、脳幹は大丈夫であっても同様に植物状態となります。

植物状態の多くは、目は閉じているか薄開き、口はだらりと半開き、手足は硬直して動かず、尿便失禁状態です。しかし、まぶたを震わせたり、まぶたを閉じたまま目を少し動かしたり、口をモグモグと動かしたり、あるいは指をわずかに動かすこともあります。しかし、自分の意思を言葉や体の動きで表現できません。視線は合わないし、音がしても首を向けないし、呼びかけても返事はしません。食べ物を口から食べることはできないし、手を動かして何かを取ろうとするような目的に合った動きもありません。自分自身の存在や人生の経験など全ての情報が蓄えられた大脳がダメになった植物状態では、人格や人間性が奪われてしまいます。本人が元気なころをよく知る家族にとっては、植物状態を受け入れるのはとても辛いことです。そして、いずれは肺炎などの合併症で死亡します。死亡までの時間は延びても、私の指導医が言った「命を助けることはできない」ことには変わりありません。

ところが、大脳の急激な腫れが、橋から延髄に達してしまうと、即致命的となります。体の全ての筋肉はぐったりと弛緩し、まぶたも目も唇も手足も何もかもがピクリとも動かなくなります。そして呼吸が浅く不規則となり、心臓が弱ってきます。そして最後には、延髄の呼吸中枢がダメになり、呼吸も心臓も止まります。これが、脳死の状態を経る死です。

脳死と衰弱死はどう違うのか

ここで疑問が生じます。癌や老衰などの衰弱死も、脳死を経る死も、結局は呼吸と心臓はほぼ同時に止まるのではないでしょうか。確かにその通りです。しかし、前述の通り、衰弱で臨終が近くなっても呼吸器を装着する医師はいません。なぜなら生き延びることが絶望的であることを、医師も家族も承知しているからです。

しかし、脳の場合はそうではありません。ある日突然、脳の重症の病気となり、自発呼吸が不安定になると、脳神経外科医師や救急救命医師はのどの奥に管を入れ（気管内挿管）、人工呼吸器を装着して弱くなった呼吸を補助します。自発呼吸がさらに弱くなると、呼吸器の設定をさらに強くします。その後、植物状態となれば、呼吸は自然に安定して呼吸器を外せますが、意識は戻りません。自発呼吸が完全に止まると、人工呼吸器の力だけで酸素を体に送り込むことになります。これでは、患者は死なないし、死ねません。しかも植物状態で安定することもありません。これが、人工呼吸器の発達が作り出した脳死の状態です。

さて、脳が冒され、その働きが全て消えた状態では、多量の強心剤の助けがなければ、心臓の拍動は数日も続きません。脳の救急の専門家である脳神経外科医師や救命医師は、瞳孔が開き、呼吸が不安定になった時点で、もうこの患者は救えないとわかります。では、なぜ、たとえ無駄であっても、気管内挿管をし、人工呼吸器に接続し、呼吸が止まっても人工的に酸素を送り、心臓に強力な強心剤を投与するのでしょうか。

それにはいくつかの理由が考えられます。例えば、担当の医師が、全ての治療手段をつぎ込むことがベストを尽くすことだと考えているから、あるいは、いったん装着したものを外しあるいは止めて死を迎えると、後で訴訟となることを恐れるから、などが挙げられます。実際は、治療手段の可否や加減は家族との相談で決められるはずであり、訴訟については杞憂です。呼吸器や薬剤などの細かな設定を家族と決める必要はありませんが、大筋となる基本方針は決める必要があります。例えば、意識が全くなく自分で呼吸ができなくなったときが本人の寿命だと判断して死を迎えるか、呼吸器はつけても心臓が弱ったら寿命だと判断して強心剤を使わずに死を迎えるか、機器の装着や強心剤の投与の有無などは家族の意向次第です。

これらの基本方針を医師が家族と相談せずに、自分の価値観だけで次々と医療行為を足すと、生存は絶望だが心臓だけはもう数日間だけ比較的安定する脳死の状態となります。家族は戸惑うばかりでしょう。これが先に説明した「病院で行われる行為は全て医師が主導する人工的なものであり、自然なものは何一つない。医師が治療手段の全てをつぎ込むと、人は死のうにも死ねない」という形の一つなのです。

ここで、前述した脳死の状態についての七項目の意味がご理解いただけるはずです。脳死とは、脳の機能が全て失われた状態で、元に戻ることはあり得ません。数千億個の神経細胞が一つ残らず死んだのかとか、脳死の脳はドロドロに溶けているなどの議論は無意味です。脳死の状態の患者は生きており、生かされているのです。

死の三徴と脳死判定との関係

死の三徴

医師は、医学の伝統に従い、死の三徴を確認して患者の臨終を宣言します。しかしこの古くからの習わしが、現代医学とどのように合致しているかの検証が必要です。

死の三徴は、心停止、呼吸停止、瞳孔散大です。そして前述のように、呼吸停止とは呼吸中枢がある延髄がダメになったことを意味し、瞳孔散大とは中脳がダメになったことを意味します。これらは脳死判定基準の十一項目の中の二つです。しかしその他の九項目は含まれていません。また、脳死判定の大前提である深昏睡すら、死の三徴に含まれていません。

死の三徴に、意識状態の診察や他の脳死判定項目を加えなくてもよいのか。心臓が止まり体が冷たくなったが、呼びかけ揺さぶれば目を開けないか、話したり手足を動かさないか。瞬きをしないか、咳をしないかを確認しないのか。そして本当に呼吸が止まったか確認するために、人工呼吸器をつけたり外したりの無呼吸テストはしないのか。これが、テレビ番組でキャスターが言った「たった三項目で死んでいると言えるのか」という疑問です。

しかし、少し考えてみれば常識ですぐにわかるはずです。心臓が止まっている患者が、目を開けたり、話したり、手足を動かしたりするはずがありません。心臓が止まっているのに体を動かすのはゾンビです。心臓が止まった死体は深昏睡の状態ではありません。深昏睡は生きている患者に用いる言葉であり、死体には意識という医学用語があてはまりません。ですから、意識状態のチェックはしません。心臓が止まれば、呼吸は止まるし瞳孔も開き、それ以外の生きている活動も全てなくなります。これは常識です。死亡宣告には、現実的には死の三徴ではなく、心停止の一徴だけが必要で十分な項目なのです。

脳死判定

臓器提供を前提とする脳死判定には、学会が認定した専門医が二人体制であたります。そして、脳死判定は、六時間あるいは二十四時間をおいて二度行われます。専門医は、ネットワークなどが主宰する脳死判定の講習に参加して修練を積む場合もあります。

その他、血圧が低すぎない、低体温ではない、特定の薬物が投与されていない、瞳孔や鼓膜が損傷されていない、頸椎の外傷がない、虐待されていないし虐待されたこともない、精神発達遅延などの精神障害がないなどの、日本独特の世界一厳しい除外項目があります。つまりこれらに該当する条件が一つでもあれば、脳死判定を行うことができないことになります。

ところが、死の三徴の確認による死亡宣告は簡単です。診療科を問わず全ての医師が一人だけで、死の三徴を一度だけ確認し宣言します。おおげさな検査機器は不要で、聴診器一つあれば患者の自宅ででも可能です。また、特別な講習もありません。もともと人の死の基準を、法律は規定していません。これらもまた全て常識です。常識を備えていなければ、検査項目は多いほどより良いと考えてしまいます。そして項目が多くなるほど、議論がさらに複雑になり、重箱の隅で迷子になってしまいます。残念なことです。

一言で言うと、そもそも両者の目的が違うのです。死の三徴は人の死を判定し、脳死判定は脳がダメになったことだけを判定します。脳死判定は、人の死の判定ではありません。

臓器提供と脳死の関係

前章では、臓器の提供や移植とは無関係の、単なる脳死の状態を解説しました。

ところで世の中には、脳死での臓器提供に反対する人たちや団体があります。彼らの主旨をよく調べると、大まかに二つに分類できるようです。

一つは、心臓が動き体が温かいのに、死体だと決めつけ臓器を抜き出していいのか。もう一つは、脳死は回復不能な絶望状態と言うが、本当にそうなのか。なかには、医師が臓器欲しさに治療の手を抜き、ごまかしているのではないのかという意見さえあります。特に後者は医療不信の典型ですが、なるほど二つの反対の主旨はよく理解できます。確かに「脳死からの回復！」と報じる記事を目にすることもあります。それらへの回答の意味も含め、この章では、脳死が、臓器の提供や移植とどのように関係するかを考えていきます。

脳死　この不自然な言葉

「脳死」という言葉

まず、目が見えないことを「目死」、耳が聞こえないことを「耳死」と言うでしょうか。事故や病気で指や腕や足が動かなくなったら指死、腕死、足死などと、あるいは、内臓一つ一つに対して、肝死、膵死、肺死、腎死などと言うでしょうか。医学にはこのような言葉はなく、インターネットで調べても出てきません。ただし、「心臓死」はあります。心臓が止まったために生じる人の死のことで、心臓という臓器だけの死を意味するものではありません。例えば、腎臓の機能が全て失われ、尿が一滴も作られず、血液中の老廃物を尿に排出することができない状態を「腎死」と呼べそうですが、その患者は透析で生きることができます。「腎死」は人の死か。透析を受けている人は死人か、などの議論はありません。

元来、「死」はひとつの個体全体を示す言葉であり、臓器には死は用いないのです。臓器の場合は「機能喪失」という言葉がピッタリです。「目死」ではなく、「視覚機能喪失」。同様に、「聴覚機能喪失」、腕や足の「機能喪失」、「肝機能喪失」、「腎機能喪失」など。これらが医学的に正しくわかりやすい言葉です。なお、「細胞死」という言葉はあります。一つの細胞を一つの個体のように見なす場合に用いられますが、臓器は個体ではありません。

「脳死」という言葉は、医学にも世の中にも定着してきましたが、元来、非常に奇妙で不適切な言葉です。ある医学生のレポートに、「脳死」という言葉は、あたかも患者が死んでいる、死体であることを意識下に押しつける印象があるとありました。私もそう思います。

脳死の状態を「人の死」とする必要性

「生きている人」を手術室に連れ込み、臓器を摘出して、心臓を止め、体を冷たくして家族に返す行為は、明らかに犯罪行為です。おそらく殺人罪に問われるでしょう。また、その摘出した臓器を、自動車、列車、飛行機、ヘリコプターなどで運搬する際、その運転手、操縦者やその企業すらも罪に問われるでしょうし、搬送の警護に警察が関わる場合は、警察の犯罪行為となるでしょう。当然、臓器を移植する医師や、レシピエントも罪に問われるでしょう。

このような不都合を解消するために、脳死の患者は、患者本人や家族が臓器提供を希望する場合に限り「生きている人ではない」、つまり「死んでいる人である。死体である」とする臓器移植法の規定が、これらの一連の行為を全て合法としているのです。この法律が施行された一九九七年から現在まで、この法規定の下に、心臓が動いている患者から臓器を摘出していますが、逮捕者は出ていません。

脳死の状態は、自然科学的な死ではなく、単なる「死を免れない危篤状態」に過ぎません。しかし臓器提供時に限り、「人の死」と規定されています。移植に関わる医師は、「脳死は人の死であると法律の本文に書いてある」、「国民は脳死を人の死と理解すべきだ」と、しばしば主張します。確かに臓器移植法の規定は、彼らの医療行為を法的に守るために作られていますから、彼らにとっては、「脳死の体は死体」と言えます。しかし、臓器提供や移植に関わらない限り、一般市民は、脳死は人の死とする規定とは全く無縁です。

私は、一般講演ではこのことを以下のように説明しています。

「目の前に赤色の折り紙を出されても、何の意味もないし、何か行動に移すわけでもありません。しかし、赤色が道路の信号機で示された瞬間に、止まれの指示となります。道路交通法が、赤色に法的な意味を持たせているからで、赤色の折り紙で止まる必要はありません。同様に、脳死の状態とは、単なる一つの病態に過ぎません。しかし臓器提供時に限り、臓器移植法が『脳死の状態を人の死』と意味づけているのです。臓器提供しない場合に、脳死を人の死とする必要はありません」

このように説明すると、皆がなるほどと納得してくれます。

脳死の解釈

「脳死は人の死なのか」の議論について以下の三通りがあると考えています。

まず第一は、脳死を「人の死」と思うか否かの、純粋に個人的な考え方の議論です。つまり、哲学、宗教、倫理、文化、風土、歴史、感覚、感情などを基にした議論です。これらの議論は千差万別となるのが当然であり、誰一人として意見が完全にマッチすることはなく、ましてや意見統一などありえません。議論するのは自由ですが、臓器提供とは全く無関係です。

さらに、仮に脳死を人の死と思っても臓器提供を拒否できるし、そう思わなくとも提供できます。移植医療にとっては、脳死を人の死と思うか否かは、考える必要のない議論です。

第二は、法律に則《のっと》った議論です。臓器提供の意思がある場合に限り、心臓が動いている脳死の状態を死体と定義する法案の是非を議論することは、非常に重要です。そして、国会でこの法案の是非が投票で決められた結果、多数決で成立した現行法は、延命治療の中止や臓器の摘出及び移植を可能なものとして律することとなりました。宗教や倫理など個人の価値観とは別に、延命中止や温かい体からの臓器摘出が、脳死での提供時に限り合法化されたことは理解すべきです。

ところで臓器の移植に関する最初の法律は、一九九七年に衆参両議院で可決されました。その際の賛否の投票数は不明ですが、二〇〇九年の改正法審議の際は、衆議院では、賛成二六三票（５４％）、反対一六七票（３４％）、棄権五十六票（１２％）で現行法が可決され、参議院で賛成一三八票（６３％）、反対八十二票（３７％）で可決されました。特に衆議院では５４％というギリギリの線での可決でした。しかし、この法案を成立させる賛成票を投じた議員が、自身の臓器を提供をしたいと考えているとは限りません。自分は提供したくないが、法案は成立させる必要があると考える場合もあるでしょう。

そこでネットワークのＨＰから、その当時の臓器移植に関する世論調査（一九九八年一〇月）を調べて国会の投票結果と対比してみます。

「あなた自身の心停止後の腎臓や角膜の提供について」の問いに、「提供したい」３６％、「したくない」２０％、「わからない」３３％の回答、「あなた自身の脳死での臓器提供について」の問いに、「提供したい」３２％、「したくない」３８％、「わからない」３０％の回答、「臓器提供を希望する家族の意思を尊重するか」の問いに、「尊重する」６１％、「尊重しない」１２％、「わからない」２７％の回答となっています。

国会は法律を成立させましたが、提供についての国民の意識がほぼ均等に三分割となっているのは、中庸を好む日本人らしいとても自然なものと考えます。

なお直近の二〇一七年の世論調査では、「自分が脳死あるいは心停止で臓器提供をしたいか」の問いに、「提供したい」４２％、「したくない」２２％、「わからない」３３％の回答、また、「家族が提供の意思表示をしていた場合、その意思を尊重するか」の問いに、「尊重する」８７％、「尊重しない」８％の回答、「家族が提供の意思表示をしていない場合、家族の臓器提供について」の問いに、「提供したい」３９％、「したくない」４９％、「わからない」１２％の回答結果でした。

一九九八年からの九年間で、世論全体としては臓器を提供する方向に変化しています。私は、臓器を提供したい比率を八割や九割に増やす必要は全くないと考えています。なぜならその前にやるべきことが山積しているからです。

脳死についての第三の議論は、医療従事者のプロ意識です。法の下に、職業人として業務する医療従事者には、移植医療に個人的な価値観を挟む余地はありません。たとえ自身が移植医療を嫌っていても、ドナー本人や家族の提供の意思を尊重し、移植を待つ待機者を助けるため、プロとして淡々とかつ積極的に関与することが、医療従事者の生業《なりわい》です。

この第一、第二、第三の議論の立場を混同すると、議論が空転してしまいます。しかし実際には、医師が臓器提供への関与を個人的に嫌うために臓器提供者が増えないという事実は存在します。また、最初の法律や法改正の法案の審議の際に、国会議員に法案成立を推し進めたのは、主に移植専門医や移植待機者などのグループです。この際、彼らの論旨が、「脳死を人の死と法規定するのは単に医療上の便宜のためだから」であったか、「移植先進国のように、日本国民が一律に脳死は人の死と理解することが必要であり、法律を成立させることでそれを推し進めたいから」だったのかはわかりません。しかし、単なる便宜にすぎないとの理解が広がらなかったことから、おそらく後者で推し進められたのであろうと推測できます。いずれにしても法案が通り、結果オーライではありますが、「日本国民は脳死を人の死と思え」とする法律が成立したという誤った情報が世間に広まったきらいがあります。

なぜ人は脳死で臓器を提供するのか

二〇一四年十一月、六歳未満の女児が、両親の希望のもと、脳死の状態で臓器を提供しました。その際の両親のコメントが以下のように発表されました。

「私どもは（略）つらく長い時間を経て、残念ながら脳死状態であり、回復の見込みがもはやないことを受け入れるに至りました。向かう先は死、という状況の中、臓器提供という道を選択しました」

両親は事情を正しく理解しておられました。脳死は死ではなく、死を避けられない状態であることを受け入れて臓器提供を希望されました。「娘は脳死だから死んでいる」とは考えてはおられませんでした。

二〇一七年四月の十歳未満の男児の場合は、家族が「息子から生きたいと思う意思を強く感じ、臓器提供を決断しました」、二〇一九年二月の六歳未満の男児の場合は、家族が「人から求められると何でも分け与える優しい息子でしたので、臓器移植という選択が息子の意思に沿うものであると信じております」とコメントされました。いずれも、脳死は人の死だからという理由ではありませんでした。

ネットワークＨＰのデータブックによると、二〇一九年六月までに、未成年で二十二名、九歳以下で七名の方が脳死の状態で臓器を提供されました。このＨＰの「手記・映像ライブラリー」の欄から「移植経験者、臓器提供ご家族による手記」に入ると、〝think transplant〟という小冊子に家族の思いが綴られています。それには、臓器提供を決心した理由として、「本人の臓器提供の思いを叶えてあげたい」、「燃えて骨になるだけなら、臓器だけでも生きられる道があるなら、他の人の役に立つなら、本人の意思を尊重したい」、「本人が人のためになりたがっていた」、「人の助けになると同時に体の一部でもこの世に生きられる」、「誰かの役に立ちたい」、「体の部分だけでも生かせてもらえるなら」などが載っています。

特に第二〇巻の手記には、「臓器提供は他人事ではないということ、臓器提供について話すことの大切さを伝えたい」の表題で、家族の間でも「異なった心」があったことや、最終的には家族全員が同じ方向を向いていたこと、などがとても客観的にわかりやすく綴られています。

私は今までに、「脳死は人の死だから」、「この子の体はすでに死体だから」などの理由での提供を聞いたことがありません。過去六〇〇名を超す全ての脳死での提供のなかで、「脳死は人の死だから」という理由で家族が提供されたことはひとつもないはずと考えます。

以前、事故に遭い心停止後に腎臓を提供した幼児の母親の講演を聴いたことがあります。その中で提供を決心した理由を、「この子がこの世からいなくなるのが耐えられなかった。腎臓だけでも人の体を借りて生きていて欲しかった。他の方の役に立たせたいとは全く思わなかった」と語られるのを聞いて、私は人の考えや価値観は多様であり、他人が勝手に想像することは無用であると再認識しました。

私自身は、主治医として四年間に十一名の方の心停止後の腎臓提供を経験しました。そして、その提供希望の理由は、「家族の心の張り合いになる」、「もともと本人の臓器提供の意思が強かった」、「優しい人だったので、最後に良いことをさせたい」、「脳死での提供は嫌だが心停止ならばいい」、「昨日夕食時に本人が偶然にも臓器提供したいと言っていた」、「本人の人柄を思えば本人が希望するはず」などでした。

一方、世間には滅多に知らされませんが、提供拒否の理由は、「死に際に腹を切られたくない」、「臓器提供はいいこととわかっていても、今はどうしてもその気になれない」、「家族のほとんどは提供に賛成したが、高齢の一人がどうしても拒否した」などでした。このように拒否する家族の気持ちも十分理解できますし、それを曲げてまで臓器提供を勧める気持ちは毛頭ありません。

「脳死になる」「脳死する」

「脳死になる」

報道番組などでしばしば耳にする問い、「あなたは脳死になったら臓器を提供しますか？」私は、この愚問を今すぐやめて欲しいと思っています。

医学部での講義の際、一人の学生が、「脳死になったら救命処置はしてくれないのか」と質問しました。私は不意を突かれ、その意味をすぐには理解できませんでした。そして、「そうではなく、延命治療の手段を尽くした結果が脳死の状態であり、脳死の状態に陥ったあとは心停止で死亡する以外ない。脳死は延命治療の行き詰まりである」と説明すると、学生は、なるほど、そうなのかと納得しました。

私はこのやりとりに、日本で臓器提供が進まない大きな原因の一つを発見しました。

「脳死になる」。こんなことはあり得ません。脳死は、致命的重症から死へ進む途中の一時的な状態にすぎません。人が亡くなる際、ほとんどの場合は脳死を経ませんが、ごく一部だけ脳死を経ることがあります。ところが「脳死になる」の表現は、そこで止まっている状態を表します。例えば、口内炎になる、胃潰瘍になる、あるいは肺炎になる。だから口内炎を治せ、胃潰瘍を治せ、肺炎を治せ。同様に、脳死になったら脳死を治せということになります。脳死を、口内炎や胃潰瘍と同様に病名と勘違いしているのです。

一般の人は「脳死」がよくわからない上に、「脳死になる」で混乱しています。「脳死になったらどうなるのか」、「脳死になったら助けてくれないのか」、「脳死にならなかったら治るのか」。いずれも「なる」を用いるがために派生する誤解です。

臓器提供の場合は、「あなたは、脳死の状態で臓器を提供しますか」、あるいは「あなたは、自分が亡くなる際、脳死の状態での臓器提供か、心臓が止まった後での臓器提供を考えますか？」が妥当な問いとなります。「亡くなる」の一語を省くことはできません。

「脳死する」

医学生のレポートに、「脳死した後に、また回復する可能性があると思っていた」というものがいくつもありました。回復することはあり得ないとは講義で教えましたが、私が驚いたのは「脳死した」の語です。脳死する。動詞のサ行変格活用では、脳死しない、脳死した、脳死する、脳死すれば、脳死せよ、となります。どう考えても意味がありません。脳死に「なる」のほうがまだマシです。

「脳死した」が一体どこにあるのかとインターネットで調べると、なんと臓器移植に関する法律（臓器移植法）の中にちゃんと存在していました。いずれも「脳死した者の身体」の語句で、本文に九カ所、ガイドラインに九カ所用いられていました。ここで断言しますが、「脳死する、脳死した」という言葉に意味はなく、患者が脳死することはあり得ません。この法律の文面を作った担当者らの脳死に関する不見識が明らかです。まず、脳死の状態に陥った患者を、実際に見たことすらないはずです。「脳死になる」と同様に、法律の「脳死する」の文面が一人歩きすると、一般市民はとんでもないミスリードを受けることになります。

脳死は本当に絶望なのか

「医者は脳死は絶望的だと言い張るが、本当なのか」。これももっともな疑問です。この疑問の根拠にはおよそ二通りあり、一つは単なる医療不信、一つは医学的な疑問です。

言葉を尽くして説明しても、「医者が臓器欲しさに治療の手を抜いた」、「脳死ではないのに脳死と言い張った」などと頑なに納得しない人はいます。結局、移植に不信感がある人は臓器提供を拒否すればすむことですし、脳死に不信感があっても、心停止後の提供は可能です。

しかし医学的な疑問に対してはきちんと回答せねばなりません。本書では、前述のように脳の解剖や機能をもとに脳死を説明してきました。「なぜ意識が戻らないのか」という疑問には、「意識を保つ回路が決定的に壊れたから」と説明し、「なぜ生き延びられないのか」という疑問には、「自律神経の中枢や調節回路と、呼吸中枢が決定的に壊れ、心臓の拍動を維持することができなくなったから」と説明できます。すると、「それがどれほど確かなのか」と、学生から質問を受けたことがあります。私は、「明日、太陽が東から昇るくらい確かである」と答え、学生たちは納得しました。

しかし、インターネットの発達に伴い、世の中には情報が溢れ、多くの「脳死から回復！」の記事や動画が賑わうことになりました。これらにもまた、きちんと対応しなければなりません。

世界一厳格な日本の脳死判定基準

日本の脳死判定の項目については、前に説明した通り、患者が深昏睡状態であることを確認し、十一項目の検査全てで脳の機能喪失を確認し、六時間あるいは二十四時間後に再検査をします。それに加え、日本の判定基準には「臓器提供をさせない基準」と現場を悩ませるほどの厳しい縛りがあります。項目の多さや複雑さについては、ネットワークＨＰ内の「法令＆マニュアル」欄の、法的脳死判定マニュアルを参照してください。

その縛りの中で一般にもわかりやすい一例は、学会が認定した専門医が二名で判定にあたり、その全記録の保存が法的に義務づけられ、提供の数カ月後には外部組織による事後検証が行われることです。一人の医師が、適当に患者を診察し、「これは脳死だ」と安易に言うことは医学上も法的手続き上も許されません。さまざまな手続きを厳しくするほど臓器は提供しづらくなりますが、判定に関する異論が出た場合は、すぐさま検証することができます。

仮に、「この患者は脳死から回復した」などと主張する場合は、まず厳しい脳死判定を受け、正式な記録があることが大前提となります。判定の世界一の厳格さは、世界一の安全弁とも言えます。移植関連学会の理事が、「日本で、脳死と言われたのに復活したと言われる症例は、全て正式な法的脳死判定を経たものではないとわかっている」というようにコメントしたことがあります。石橋を叩いても渡るのを躊躇するほどの厳しい制度は、日本ならではの安心で信頼できる慎重さとも言えるでしょう。

脳死宣告からの奇跡的な回復

二〇一三年一月に女優の佳那晃子氏がくも膜下出血を発症し、病院に搬送され、そこで病院の医師から脳死を宣告されましたが、その後、意識が徐々に改善し、治療を受けリハビリを始めたと報じられました。これはすなわち「脳死宣告」からの回復です。この件については、多くの記事がインターネットを賑わせました。記事によっては、「脳死」、「脳死宣告」とカギカッコをつけ、いわゆる脳死であり、法的な脳死と区別する配慮がされている場合もありましたが、一般の人にはカギカッコの意味はわかりません。同年九月には、厚生労働省が、この女優に関する報道に対して、「脳死は回復可能だと誤解される恐れがある」とコメントしました。ところが同年十月二十三日の民放のニュースには「佳那晃子さんが歩いて帰ってくる」と題した報道がありました。実際は夫が「(今は、意識が完全には戻らず、車椅子にぼんやりと座ったままの妻には)自宅に歩いて帰ってほしい」という希望を述べただけであって、実際に歩いて帰ってくると決まったわけではありませんでした。しかし表題だけをつなげると、「脳死の患者が歩いて帰る」となってしまうのです。

民放のニュース動画を詳しく見ると、放送作家の夫の弁は「救急車で運ばれた先の病院で、医師が辛い宣告をした。脳死かあるいはよくてフラットな植物状態。奇跡は起こらないと思ったほうがよい」でした。やはり、正式な法的脳死判定を受けてはいませんでした。「脳死」の言葉が夫の口からメディアに伝わったことは問題ではありませんが、そこから先はメディアが検証すべき領域です。夫が言う「脳死」が、法的脳死判定で確認された脳死なのか、あるいはただ脳死らしい、脳死のように見えるだけなのかを検証して報じる必要があります。厚労省が懸念したのも当然ですが、「脳死」と報じた各メディアは、厚労省の問いには「お答えできません」の一言を返しただけでした。

同年十一月二十五日、日本脳神経外科学会ＨＰに、学会会員の医師に対して、メディア上での会員の不適切な言動への注意喚起が掲載されました。マスコミへの発言など社会への情報発信の場での言動に注意すること、学会の信用を落とす事案の場合は厳正な対処を行うという旨のものでした。この注意喚起と脳死宣告との関係はわかりませんが、日本では「脳死」の一言を発する際は、医療側にも社会側にも相当な慎重さが求められます。

脳死から生還した米国の少年

次に外国の例を検討します。米国のアラバマ州で、十三歳の少年が重症の頭部外傷を負いました。医師からは臓器提供を勧められいったんは希望しましたが、その後に自分で歩き、数学までできるようになったというニュースです。これには、ＢＢＣニュースジャパンによる動画記事（Youtube：脳死状態の少年が覚醒：医師が生命維持装置止める前に：https://www.youtube.com/watch?v=yAj-135vpVU）と、英国のニュースサイト THE WEEK の Trenton McKinley:brain-dead boy wakes up hours before organ donation：https://www.theweek.co.uk/93426/trenton-mckinley-brain-dead-boy-wakes-up-hours-before-organdonation の英語の記事に詳しくあります。両方を読み比べてみます。

まずＢＢＣの動画では、その少年本人と母親がソファに座って自ら説明します。少年の頭には明らかな手術の痕跡があります。その動画の内容を以下にまとめます。

ナレーション：トレントン君は事故に遭い脳死を宣告された。両親はトレントン君の臓器提供に応じる書類にサインをした。しかし翌日、意識がある兆候を示し始めた。

母親：合計十五分間死亡状態でした。蘇生後は健康体には戻らないだろうと言われました。

ナレーション：現在リハビリ中で日に日に回復している。

次に、THE WEEKの記事、原文の要約です。

表題：脳死の少年が臓器提供の数時間前に覚醒
本文：この少年は友だちの家で、サンドバギーに引っ張られるトレーラーに乗っていた。そして横転してコンクリートの地面に投げ飛ばされた。そしてトレーラーが頭の上に被さってきた。診療した医師はおよそ十五分間臨床的に死亡していたと考えた。幾度かの手術がなされたが、意識は戻らなかった。
母親の弁：医師らは次のように言った。次に心臓が止まったら亡くならせるべきだろう。あるいは臓器を提供して五人の子どもを助けるならば、月曜日までは強心剤で心臓を動かしておく。
本文：その数日から数週後、少年は速やかに回復した。彼の治療に当たったアラバマ大学のバーミンガム病院は何のコメントも発表していない。

いずれも刺激的な内容です。まずは「合計十五分間死亡していた」には首を傾げます。おそらくは蘇生処置をしていた時間を意味していると思われます。というより、私の脳神経外科専門医としての考えでは、頭部だけを受傷して、心臓がすぐに止まるとはあまり思えないのです。人工呼吸の措置を蘇生処置と称し、死亡していたと言ったのか、いずれにしても何か誤解をはらんでいるようです。

そしてなにより、正式な脳死判定が行われたのか否かが重要なポイントです。医学的に厳格に判定された脳死に基づいての臓器提供の話なのか、いずれ脳死になりそうなのでそのときは臓器提供するかの話か、もともと脳死とは無関係なのか、いくつもの可能性が考えられます。現在の、会話ができて介助で歩行する様子を見ると、とても脳全体が損傷を受けて、脳の全ての機能が失われた人ではありません。これは脳死のケースではないとはっきり断言できます。

しかし真の問題はそこにはありません。本当に少年が脳死から生還して話して歩いているのであれば、世界中の移植医療がストップしてしまいます。当該施設やメディアがすべきは事態の解明です。脳死でもないのになぜ脳死と発表したのかを病院側が説明し、メディアが解明することが社会貢献と言えるでしょう。一方、本人や家族は何をどう誤解して話しても問題にはなりません。彼らは事態を解明すべき立場にはないからです。

さらに、別の懸念を抱いています。世界一の医療レベルを誇る米国で脳死から生還した人がいる。ならば日本でも同じことが起こりうるかもしれない。一般の人はそのように考えないでしょうか。日本で臓器提供が増えない原因は、日本の医療レベルが低いのではなく、後述する多くの社会的問題や啓発の不備によるものです。欧米の移植先進国が、日本のように厳格な法的縛りのもと、幾重ものセーフガードの上に、慎重に慎重を期して、条件の良い臓器のみを摘出し移植しているとは限りません。日本には日本の歴史、文化、伝統があるのと同様、欧米各国も独自のやり方があると思います。

ドナー数は、日本では少なすぎますが、欧米では不自然に多すぎではないでしょうか。やり方が甘い、無理気味でも進める、臓器の状態が少々良くなくとも勢いでやる、だから生着率が低い、などの懸念は無用なのでしょうか。私自身は、欧米を移植医療の先輩国として参考にしたいとは思いますが、彼らの全てを盲信しているわけではありません。

自らに問う

脳死でも脳下垂体は生きている

ここで私は、自分自身の論旨に矛盾がないか、敢えて自分に問うてみたいと思います。資料は、日本脳神経外科学会の学会誌に一九九一年に掲載された論文「脳死患者における視床下部下垂体機能」であり、その筆頭著者の日本医科大学の横田裕行教授は、厚生労働省の臓器提供に関する研究班の班長を務めておられます。

この論文では、日本の法的脳死判定基準で「脳死」と判定された五十六名の、脳死ドナーではない患者らに対し、視床下部ホルモンと脳下垂体ホルモンの値を測定し、脳血管撮影や超音波検査で脳血流の有無を確認し、死亡後の解剖で脳組織の変化を確認しました。そして結論として、脳浮腫による著しい頭蓋内圧の亢進《こうしん》により脳への血流は存在しないように見えても、視床下部や脳下垂体にはホルモンを作り分泌する細胞が生きていたことがわかりました。脳の細胞が生きるためには血流が絶対に必要です。つまり、検査で脳死の状態と判定されても、ごくわずかでも血流は残り、ごくわずかな脳の細胞は生きていることがあるという結論です。

横田教授らは論文の中の考察で、「脳死は全脳死と言われるが、全ての神経細胞が同時に死んだことを意味しない。全脳細胞の壊死を意味しない」、「全ての症例は最終的には心停止で死亡した」、「脳死の脳の中で生き延びていた細胞も結局は壊死への経過の中にあると推察する」、「脳死の判定とは、その後に確実に全能機能の障害と心停止に至る、脳の『後戻りできない時点』を判定するもの」と結論づけました。

本書でも、脳死の状態は脳の機能が全て失われたものと説明しましたが、この論文を基に、「脳死と言っても、視床下部や脳下垂体の細胞は機能している」と反論されるかもしれません。また、ホルモン分泌のみならず、脳波検査では検出できないほどの、わずか数個の神経細胞同士の電気的な線維連絡の機能が残っているかもしれません。ではそれらをいちいち除外項目として挙げた後に、脳死の状態は脳の機能が全て失われたものと説明しても、社会を余計に混乱させるだけです。

この論文でも、「脳死の状態は心停止を避けることができない経過にある」と述べています。一般向けには、脳死は、「脳の全ての機能が失われ死を避けられない状態である」と説いても許容範囲だと思います。あるいは「脳死は、生き延びるために最低限必要な脳の機能ですらダメになった状態」や「脳死は、植物状態で生き延びることすら不可能な危篤の状態」と言い換えられるかもしれません。

さらにもう一つこの論文で驚くのは、五十六名の患者の中で、脳死判定の後、心停止による死亡まで最長六十日生き延びた患者が一人いることです。通常、脳死の状態に陥ったら、数日から数週間以内で心臓が止まると言われています。六十日は八～九週間であり、確かに数週間の中に入るとは言え、かなり長い日数です。前述のように、人が病院で亡くなる際には、主治医によるさまざまな操作が敢えて行われたり行われなかったりします。脳死の状態で六十日間心拍を保つためには、主治医は、とことん延命するとのポリシーで、相当な恣意的努力を積み重ねたことが想像できます。

脳死の状態ではなぜ心臓は止まるのか

脳死の状態で臓器を摘出できる法規定の大前提は、「脳死の状態ではいずれ心停止を免れない」ということです。では、なぜ心臓は止まるのでしょうか。心筋細胞には自律的に動く働きがあります。心臓が拍動すると、血管内に血液が流れ、心筋細胞そのものを血流で潤すことができます。それにも関わらず、脳死状態では心臓が止まってしまいます。その疑問を日本の高名な心臓外科医と議論したことがあります。

心臓の動きを支配する交感神経や副交感神経は、脳死状態では全く役に立たなくなっています。また、その心臓をドナーの体内から摘出する際、神経の束を全て切らざるを得ません。そしてその心臓をレシピエントの体に移植する際、切られた神経を縫い合わせることは不可能であり、仮に縫い合わせたとしても神経はやはり役には立ちません。つまり心臓にとっては、ドナーの体内もレシピエントの体内も同じ環境と言えそうです。

しかし実際は、神経が繋がっていなくても、移植された心臓はレシピエントの体内で動き続けます。その現象をその心臓外科医は、「心臓は、神経の支配を受けずとも動き続ける。レシピエントが元気になって運動をする際、心臓はそれに合わせて脈を速めたり、血液を多く拍出するようになる。心臓自身が自然にうまく調節するようになる」と説明しました。

つまり脳死状態での心臓の停止を、脳からの神経支配が失われたことだけで説明するのは不十分なようです。脳死の状態では、神経の働き以外にも、心臓が動き続けるための多くのものが失われていると思われます。

COLUMN 3

酒が飲めない？　脳神経外科医師の損な人生

私は本来、お酒はおいしく飲めるほうですが、普段飲みたいとは全く思いません。医師の中には、よく飲みに出かける人たちがいます。それは、診療科の医師の数が多く、誰かが飲まずにバックアップ可能な場合か、救急患者がまれな科の場合です。

私が脳神経外科専門医の資格を取得し、手術の助手から執刀医の立場となってからは、自宅でも全く飲まなくなり、夜の外出も控え、飲み会にも参加しなくなりました。「あいつは付き合いが悪い奴だ、コミュニケーションはノミュニケーションなのに」と言われていたことでしょう。

しかし、突然夜中に呼び出され、長時間の手術をベストの体調で行うためには、飲むことも外出も控えねばならないのです。

やり甲斐のある職業ではありますが、個人的にはかなり損な人生と言えます。

日本の移植医療の歴史

日本の社会は外国と比べ、臓器提供に疎く、関心が薄いと言えます。これには、移植にまつわる過去の問題が少なからず影響していると考えられます。そこで今後の日本の移植医療の発展のためには、これまでの経緯を理解しておく必要があると思い、この章では、一九六八年の日本初の心臓移植（和田心臓移植）、一九九九年の日本初の脳死での臓器提供、二〇一〇年の改正法施行の三件を、臓器提供側の視点で検討します。

和田心臓移植

一九六八年に札幌医科大学で、和田寿郎心臓外科教授の執刀のもとに行われた心臓移植は、社会に大きな論争を呼び、喧噪の中で事件として取り扱われました。それから五十年以上を経て、この事件を知らない人が多数を占める世の中になりました。ここでは、日本のある著名な心臓外科医が和田心臓移植について学会で講演した内容をもとに解説します。

一九六八年八月、溺水した二十一歳の男子大学生の心臓が、十八歳の男子高校生に移植されました。日本では初、世界では三十例目の心臓移植でした。レシピエントは手術の三週間後には屋上で短時間の散歩をしました。しかし体調は優れず、手術後八十三日目に誤嚥がきっかけとなり死亡しました。

メディアは、患者の調子がよい間は、この手術を褒め称えましたが、患者が死亡した途端に、和田教授を強烈に責め立てました。手術の失敗ではないか、何か都合の悪いことを隠していないか、功名心から暴走したのではないかなどです。さらに矛先は、脳死判定にも向けられました。ドナーは本当に治療が絶望的であったのか、脳死だったのか、治療の手を抜いたのではないかなど、この方面では現代のメディアの姿勢とさほど変わりはありません。しかし実のところ、ドナーを斡旋したのも、脳死判定をしたのも、移植をしたのも和田教授でした。もちろんその当時は法的脳死判定基準はなく、臓器移植ネットワークなどの中立的な斡旋組織もありませんでした。また、ある事情から究極の個人情報であるドナーやレシピエントの診療内容が一部外部に漏れてしまいました。そしてさまざまな情報が錯綜した結果、メディアは移植医療を社会に医療不信を嵩じさせる絶好のツールとしたのです。

このように日本の移植医療は、出だしの一歩で大きくつまずき、移植に関わる医師らは「どうせ人の臓器が欲しいだけだろう」と偏見の目で見られ、啓発の場に出づらくなってしまいました。

日本初の脳死での臓器提供

和田心臓移植後、日本の移植医療は完全に停滞してしまいました。しかしそれでも、一九八五年に厚生省が法的脳死判定基準（いわゆる竹内基準）を発表し、一九九七年に最初の「臓器の移植に関する法律」（いわゆる臓器移植法）が成立し、それに続き日本臓器移植ネットワークが発足しました。法案の審議の際もやはり、「脳死は人の死か」、「人の死と思うか」の議論が噴出しました。そして法施行から二年後、高知赤十字病院で、日本初の脳死での臓器提供が行われました。

この際の喧噪はすさまじく、連日数百人のメディアが病院を訪れ占拠しました。取材陣は院外や病院の駐車場に溢れ、病院内にまで記者らが無断で入ってきました。記者会見の場で、院長と救命部の医師が数十名の記者に取り囲まれた様子は、まさしく集団による吊るし上げの様相を呈していました。さらに臓器が救急車両で搬送される際は、メディアの車やバイクが車両の後をつけ回し、上空からはヘリコプターが追いかけました。

当時、脳神経外科専門医として救急病院に勤務していた私は、この様子を見て、こんな面倒には巻き込まれたくない、移植に関わったら我が身が危ない、絶対に臓器提供には関わるものかと強く決心しました。おそらく全国の医師らも同様だったと思います。日本初の心臓移植では移植医が、日本初の脳死提供では提供側医師が、移植医療から遠ざかってしまいました。

臓器移植法改正

その後、日本での脳死ドナーは年間数名程度、多くとも十三名とひどく低迷しました。これには、脳死での臓器提供には、本人が提供を希望するという直筆のカードを必要とする縛りが強く影響しました。そこで、二〇〇九年に法律が改正されました。改正の内容は前述の通りですが、メディアはまたもや「脳死を人の死とする法律成立」、「脳死と言われたこの子には表情がある。それなのに臓器を抜き取るのか」などと、相も変わらずの論調で騒ぎ立てました。移植医療側も、「欧米のようにいずれは日本でも脳死を人の死と国民に理解させ、脳死に陥ったら呼吸器を外し、治療を終了することを目標に」をモットーに、「法律には脳死は人の死と書いてある」という主張を貫いたのです。その結果、世間の誤解は解けるどころか深まるばかりとなってしまいました。

この改正法施行の時期には、私はすでに臓器移植についての誤解を解き正しい理解を得るための啓発活動を行っていましたが、まだまだ力不足でした。もっと効果的な場で発言の機会が与えられていたら、今の移植医療に対する誤解や偏見を少しは解くことができたのではないかと思います。

しかし実際には移植医療は、未だにメディアの絶好の餌食のままであり、移植側は萎縮し、提供側は忌避し、国民は依然多くの誤解が解けないままになっています。今後なすべきことは、移植側がより積極的になり、提供側は臓器提供に素直に対応し、国民には正しい情報を提示することです。

臓器提供側がかかえる諸問題

より多くのレシピエントを救うためには、より多くのドナーが必要です。より多くのドナーを得るためには、社会で臓器提供の話題をより一般化し、裾野を広げることが必要です。家人が死に面した際に、家族の中で、「もう難しいって。……臓器を提供すること考えたことある？　本人がどう考えていたか聞いたことない？」、「でも、提供できる状態なのかな？」というような話が自然に出てくれば十分です。

同時に、医療施設内でも一般化する必要があります。全国の医師が、担当患者が生き延びる可能性がないと判断した際、「この状態や死亡の条件で、臓器や組織を提供できるだろうか。もしかしたらドナー候補かもしれないな。あらかじめコーディネーターに尋ねて確認しよう。提供が可能な状態ならば、カードを持っているか、家族に提供の意思があるか尋ねてみよう」と自然に考えるようになれば大成功です。しかし今の日本ではこれらはいずれも稀なことです。

そこで、臓器提供が普及しづらい現状を、臓器提供に関わる医療側の事情と一般市民の事情に分けて考えてみましょう。

医師が抱く個人的嫌悪感

私は、これまでの啓発活動の中で、脳神経外科の医師や救急救命科の医師らが発する個人的な嫌悪感、忌避の言葉を見聞きしてきました。「臓器提供は、治療の敗北である」（二〇一五年の日本脳神経外科学会学術総会での関東地方の某大学教授の弁）、「臓器提供に関わるのは、我々の仕事ではない」（二〇一八年の日本移植学会総会での救急医の弁）、「（脳死ドナーの臓器提供のために）死体に貸す手術室はない」（数年前、九州地方で、脳臓器提供を望んだ家族に対する救急医の弁）、その他「余計な仕事で忙しくなるのは嫌だ」、「マスコミや反対派のバッシングが怖い」、「臓器提供に興味がない」、「自分から進んで臓器提供の選択肢提示は絶対にしない。家族のほうからすべきものだ」など、枚挙にいとまがありません。

また、臓器提供側の施設という呼称を嫌う医師もいます。「臓器提供は自分の業務に含まれていない」という考えです。私が、当時多くのドナーを担当した施設内でも、診療部長クラスの医師らに「あー、またハイエナ治療ですか」、「大学から大勢のハゲタカ医者が来ていますね」となじられ、病院の経営陣の一人に、「ドナーをたくさん出していると、この病院では臓器を取られてしまうとの風評被害が起きる」と注意されたこともありました。他に、「移植？　移植って脳死でしょ？　私、移植は嫌いだから」とベテランの女性内科医師に言下に言い捨てられたこともありました。いずれも個人の嫌悪感を遠慮なく露わにする弁で、建設的な議論にはつながらず虚しいばかりです。

他にも、学会での私の発表に、ある脳神経外科の教授が、「選択肢の提示により、患者側と医療側の信頼関係が崩れることを危惧する」とコメントしました。つまり家族に、治療の手抜きをした、手のひらを返したなどと誤解されることを恐れたのだと思います。しかし、医師が治療にベストを尽くし、十分な説明を繰り返し、家族がその重症さを理解して死を逃れられないと受容していれば、選択肢提示は、手抜きでも手のひら返しでもありません。誤解への恐れは、己の自信のなさを示していると言えるのではないでしょうか。

見知らぬどこかの誰かを助けよ

提供側の施設にとって移植医療とは、眼前にいる患者の救命は絶望的であるが、そのときに眼前にいない患者を救おうと意識することです。一度も会ったことがない待機者から、職業上、無言の期待を受けているのです。臓器提供のためには施設での体制整備が必要と叫ばれていますが、医師にやる気がなくては意味がありません。医師に、プロとして関わるべきという教育が必要です。医師の個人的価値観で、自身の臓器の提供や移植を嫌うことは自由です。しかし、臓器移植の制度が確立され、日本国に臓器を提供したい人がいる以上、職業上積極的に関わるべきで、個人的に邪魔をしてはならないと考えます。

通常の医療は、医療施設の中で医師が主役となって、一人の患者を救うのが基本構造です。しかし移植医療では、危篤状態の患者が主役となり、見知らぬどこかの複数の患者を救うという構造です。医師は、ドナーが現れた瞬間に主役の座を降りて脇役に回り、進行役、手配役となります。しかし、それに気づかない医師も多く、医師が主役の座にしがみつくのであれば移植医療は進まないのです。

内閣府の二〇一七年の世論調査では、十八歳以上の三〇〇〇人に対して、臓器提供の意思表示の方法として何を知っているかが問われました。その回答として、保険証（50％）、運転免許証（50％）、専用カード（40％）、マイナンバーカード（15％）が挙げられ、また書面に何らかの意思を記入している人が12・7％いることがわかりました。このように、カードを用いた意思表示の啓発は、世の中にかなり浸透しています。さらに自身や家族の臓器提供についての理解も進んでいます。

私は、救急医療の現場で危篤状態となった患者の家族に「臓器提供をどうしますか」と声をかけたら、少なくとも一割以上、おそらくは二割から三割は臓器提供を希望するのではないかと推測します。つまり、声をかけるだけで日本の移植医療は大躍進を遂げる可能性があります。たとえこれが仮に一割以下、数パーセントであっても、日本の移植医療は着実に前進します。日本では、市民の意識は「病気で困っているどこかの誰かを助けたい、助けてもいい」と成熟していますが、医療側が「自分は嫌だ、面倒だ」と関与を避ける未熟な状態にあります。これは、医学部や医療の現場での医学教育の構造的な不備とも言えます。では、医師をとりまとめる学会はどのように考えているのでしょうか。

中立性の担保と待機者の絶望

臓器提供への関わりについて、日本脳神経外科学会と日本救急医学会は同じ公式見解を示しています。それは「医師による家族への選択肢提示が、家族の臓器提供を誘導する恐れがある。よって救急医療側は、臓器提供や移植に関しては、支援はするが推進する立場にはない」です。

支援と推進。私の国語力では、この二つの語句にどれほどの差があるかわかりませんが、関与への消極性を認めるものと映ります。そして、日本の脳神経外科医師や救急医らは、この見解を錦の御旗として掲げ、臓器提供に堂々と消極的姿勢をとることができます。しかし実際のところ、医師が家族に、臓器提供の意思の有無を尋ねることが、提供への誘導になるのでしょうか。日本人はそれほどまだ未熟なのでしょうか。インフォームド・コンセント（説明と同意）の重要性が医療界で叫ばれ、医療側は十分に説明をし、患者や家族側はそれを十分に理解し、納得した上で治療法を選択することが当然という世の中になっています。

私には、この過剰なまでの中立性の担保や家族の心中への忖度《そんたく》が、医師の個人的な忌避の言い訳になっているように映ります。しかし、真の懸念は別にあります。カード所持の確認や選択肢提示を避けることが、人々の臓器提供の貴重な意思を闇に葬り、移植待機者を絶望させ死に至らしめる。関与への中立的あるいは消極的姿勢がもたらす、どこかの誰かの死。こちらには問題はないのでしょうか。医師は、目の前の一人を助けるだけでよく、移植待機の一万四〇〇〇人の希望を打ち砕いても構わないのでしょうか。

推進ではなく支援などの建前論や立場論を唱えている間にも、日本のどこかで待機者は次々と亡くなっています。もし数十年後、あるいは数百年後に日本の移植医療が発展することができたならば、未来の医師たちは、今のありさまを指して、「その頃の医学界はひどかったんだな」、「いったい何を怖れ、怯えていたんだ？」、「病気で困っている人を救うのが医学の使命じゃなかったのか？」と非難するかもしれません。

医療従事者として、目の前の患者を救いたい。そして、どこかの誰かも救いたい。「カードがありますか？ 臓器提供をどう考えますか？」という問いは、れっきとした医療行為なのです。臓器提供の啓発の根本的問題は、人を救うことが生業《なりわい》の医師に、人を救ってやってくれと頼まねばならない点にあります。それでも負担、面倒、中立性うんぬんと言い返されてしまいます。待機者の無念を思うと辛い限りです。

余談ですが、日本脳神経外科学会と日本救急医学会の会員の医師数は総計二万人です。この中には、家族や親族が透析を受けていたり、あるいは臓器移植の待機者の場合もあるのではないでしょうか。その医師たちは、現在の学会のスタンスをどう感じているのでしょうか。病気で苦しむ自分の家族に、「それは自分の仕事ではない」、「臓器提供は医療の敗北だ」と言えるでしょうか。

さらに余談をもう一つ。医師の選択肢提示が家族を臓器提供に誘導する可能性があるため、説明の文言を逐一検証する必要があると論じられる場合があります。しかし、果たしてそこに意味があり、現実に可能なことでしょうか。さまざまな医療の場面で、医師は患者に説明をし、それをカルテに記録するように求められています。しかし、それら全てを第三者が検証することはありません。なぜなら、患者や家族が医師の説明を十分に納得し、どの選択肢を選ぶかは、家族の完全な自由意思によることが大前提だからです。

あるいは逆に、家族が臓器提供できないように医師が誘導するという懸念は無用なのでしょうか。以前、講義の中で医学生に、「現場で権威のある医師が移植の話をすると、一般の人たちは臓器提供せよと言われていると思うかもしれない」と危惧する声があがりました。ならば、その逆はどうでしょうか。医師が家族に、本当のところ、自分は臓器提供にかかわりたくないという気持ちを、言葉使いや態度にほのめかせて選択肢提示をするならば、仮に臓器提供を希望するカードや意思があっても、家族は、医師の機嫌を損ねたくないと思い、提供を諦めるかもしれません。

そして、医師がカルテに、ドナー候補の家族に「中立な説明を行い、選択肢提示をした」と記載すれば、否定的な誘導とは誰にもわかりません。家族が臓器提供を希望した場合のみ医師の言動をチェックし、臓器提供にならなかった場合には、チェックは不必要なのでしょうか。

物事の議論には双方向、あるいは多角的な視野が必要です。そして結論は、医師の説明を逐一検証できないということです。各医師のプロとしての資質に任せる以外にはありません。

頑なな医学界を懐柔するには

では、及び腰の医学界にどのように対応すればいいのでしょうか。和田心臓移植、法的脳死判定基準、日本初の脳死での臓器提供などの喧噪でうんざりした経験を持つ、ベテランで指導的立場の医師らの深層心理を変えることは困難です。とりつく島があるとしたら、それは臓器提供を誘導する懸念のところでしょう。「支援はするが推進はしない」と明言する臓器提供側の学会に、内部からの自発的な能動性の現れは現状では望めません。私が考える解決策は、社会がその頑なさを懐柔することです。

家人が突然の重症で危篤状態となった場合、家族は慌てふためき、落ち込み、絶望の淵に立たされます。そのようなときに、家族が冷静に臓器提供に思いをいたすのは困難です。また、医師が一所懸命に治療しているのに、臓器提供の話を切り出してもいいのかと、口を開くタイミングがわからずに遠慮してしまいます。さらに、実際、患者が死を避けられないのか、ドナー候補の条件を満たしているのかは、家族にはわかりません。

そこで、社会が提供側の医学界に向かい、「私たちにとって選択肢の提示は提供への誘導にはならないし、医師との信頼関係は崩壊しない。私たちは、ただ意思表示のタイミングがわからず、言い出しづらいだけなのだ」ということを表明し、医師が選択肢提示を恐れる必要はないと提言すれば、医学界に変化が期待できると思います。また、臓器提供側による社会への啓発活動で、「臓器提供を支援する側の医師が関与に躊躇しているから、社会のほうからアプローチしてほしい」と表明すればよいでしょう。

人の死に続くサイエンス

医学は一般に、成功をもとにして発達します。稀《まれ》な病気や治療困難な病気を、医学の新しい知見や技術を導入して治療し、成功する。その内容を論文や学会で発表する。そして、それを参考に他の医師らが治療に臨む。すると治療困難な病気が、いつの間にか治療が可能なありふれた病気となっていくのです。ところが、死亡した患者一人ずつの経過の報告はありません。医学のサイエンスは患者の死で終了します。しかし、移植医療は、人の死に続くサイエンスです。死亡した患者の臓器が他の人の体の中で役立つことを、脳神経外科医や救急医は知ってはいますが、わかってはいません。ましてや医師に課せられた通常業務とは思ってもいません。

最近の移植関連の学会では、ドナーを多く輩出する施設の医師が、その施設内でどのように体制整備をしているかを発表する機会が増えています。つまりハード面の整備の話題です。しかし、施設の事情は千差万別であり、ある施設の体制がそのまま他の施設に当てはまるというものではありません。私が提議したいのはハードではなくソフト面、つまり医師のやる気、興味の問題です。

移植側の啓発講演などでは、心臓や腎臓を移植して元気になったレシピエントが時折会場に呼ばれます。本人も医師もにこやかで、移植とはこんなに素晴らしいものだと話してくれます。一般の人々はそれを見て感動するようですが、私の関心はそこにはありません。本人や手術をした医師は、移植の前から苦労を共にし、死の危険を乗り越えて現在に至っています。それは確かに素晴らしいことですが、私がそこで目にするのはただの元気な人なのです。

一方、移植関連の学会で、移植手術の動画が発表されることがあります。レシピエントの体の中で、止まっていた心臓が再び動き出す。あるいは青白く縮んでいた腎臓に血液が流されると、腎臓が血色を取り戻し、尿が作られ、尿管からポタポタと出てくる。これらに私は強く感動し、そしてその感動を移植医らに話したことがあります。しかし彼らの返答は案外つれないものでした。心臓移植医には、心臓が動くように手術をしているから動くのは当然だと言われ、腎臓移植医には、腎臓は尿を作るから当然だと返されました。考えてみれば、移植医から、脳外科医は頭蓋骨を切り外し脳をむき出しにし、顕微鏡で脳の奥底を手術して、よく意識が保てるものだと言われることがあります。しかし、私にとってはそれは当然のことです。

私は、この感覚の違いに注目しています。医師は元来、科学者、サイエンティストです。患者が元気になった成果よりも、科学や技術のほうを知りたいのです。死亡した患者の臓器が他人の体内で復活する様子を提供側の医師に見せ、担当患者の死に続くサイエンスが存在することを知ってもらえれば、彼らのやる気につながると信じます。

脳神経外科の手術・・いったい何時間かかるの？

例外を除き、ほとんどの手術は全身麻酔で数時間かかります。患者さんが手術室に入っても、麻酔や頭部の準備に一、二時間が必要です。手術を終えても、集中治療室に移すまでに一時間は必要です。ですから医師が、手術時間の見込みを仮に四時間と言ったら、患者さんが手術室に入って出てくるまでに六、七時間かかることとなります。

手術は執刀医と助手の二人で行いますが、手術用の顕微鏡をのぞきこみ、脳を器具で直接治療するのは執刀医だけです。私が執刀した手術で最長のものは、若い女性の脳深部の腫瘍の摘出術で、朝九時に開始し翌日の朝七時に終えました。途中夕方ころに五時間ほど別の医師に交代しましたので、十七時間は私が行ったことになります。

手術を終え、患者さんがすぐに麻酔から目を覚ましたときは、本当にうれしく思いました。

臓器移植側がかかえる諸問題

臓器移植の多様性

臓器を必要とし、臓器提供の増加を望むのは、提供側ではなく移植側です。ですから本来は移植側が、臓器提供の啓発を行うべきです。しかし、啓発における移植側の問題については、私にもよくわからないことが多くあります。なぜなら臓器別の事情が多様で複雑だからです。

ここでは移植側とは、移植医療関係者（特に移植専門の医師）と待機患者や患者会を指します。また厚労省やネットワークも啓発の一翼を担います。しかし、その全てが一枚岩ではありません。移植医療界には臓器別に独立した学会や研究会があります。全臓器を一括した学会としては日本移植学会（会員数三〇〇〇名）がありますが、臓器ごとには、日本心臓移植研究会、日本肺および心肺移植研究会、日本肝移植研究会、日本膵・膵島移植研究会、日本臨床腎移植学会、日本小腸移植研究会などがあります。腎臓以外は、学会ではなく規模が小さい研

臓器	提供条件			待機者数（人）	待機期間の限界	手術実績（年間・件）	ドナーの内訳（%）		
	脳死	心停止	生体間				脳死	心停止	生体間
腎臓	可	可	可	12,000	透析の治療手段があるため不明	1700	8	4	89
心臓	可	不可	不可	700	1～2年	60	100		
肝臓	可	ほぼ不可	可	300	レシピエントが急性肝疾患か慢性肝疾患かで異なる	400	17		83
肺	可	不可	可	300	1～2年	70	85		15
膵臓	可	膵島のみ可	ほぼ不可	200	糖尿病の治療手段があるため不明	40	100		

＊表内の待機者数、待機期間の限界、年間手術実績はおよその平均数である

表3：各臓器ごとの移植待機者数と年間移植実数

究会です。移植数が少なく、関与する移植医の数が少ない場合は、研究会となるのもやむをえません。

そして問題の中心は、各臓器の特性です（表3：各臓器ごとの移植待機者数と年間移植実数）。なお、レシピエントが生体間の移植みを希望する場合は、ネットワークに登録する必要はありません。つまり表3の待機者の数に生体間移植希望者がどれほど含まれるかはわからないのです。

この多様性、複雑性には改めて驚かされます。しかし、脳死でのみ提供可能で、レシピエントが多く、待機可能な年数が短い心臓移植が、喫緊さが最も高いと言えるでしょう。その全く逆の臓器が腎臓であり、移植の九割を生体間移植に依存し、透析で延命できるからこそ一万人以上が常時待機しているとも言えます。

移植側の医師が、自分の専門の臓器を主に思い浮かべて啓発活動をする場合、その熱意や手法は当然異なると思います。移植関連学会でも、全ての医師らがドナー不足に同じような危機感を抱いているわけではありません。自分に与えられた仕事をこなすことだけに集中する医師もいれば、ドナー不足を嘆き啓発活動を展開する医師もいます。なかには、啓発はネットワークの仕事であり、移植医の

仕事ではないと論じる医師もいます。医師の考え方も千差万別で、総論賛成、各論反対の場合も多いようです。また総会での採り上げ方も、年度別で大きな差があります。ドナー不足が重要視され、シンポジウムなどで多くの議論が展開される年度もあれば、ドナー不足に関する演題の採択が少なく、小さなセクションでこぢんまりと議論される年度もあります。ドナー不足問題は常時存在しますが、議論するか否かはその学会の主旨に左右されます。

啓発における中立性と積極性

五十年以上前の和田心臓移植の有形無形の影響が、今どれほど残っているかはわかりません。しかし、移植側が啓発に今ひとつ積極的になれない印象があります。移植側のジレンマは、ドナー候補の家族に直接選択肢提示できないことにあります。移植側の医師は、臓器提供が正式に決まった後に初めて施設を訪れ、ドナーを診察し家族に会うことができます。もし移植医が、家族が提供を検討する時点で直接会って話すならば、それこそ提供を誘導していると言われかねません。また、提供側が一般社会を啓発する義務もありません。つまり、移植側は平時に一般社会を広く啓発し、提供側は救急の現場で家族に選択肢提示をするという単純明快な役割分担があるのです。

例えば、政治家の選挙活動では、候補者や政党がメディアに現れ、街角でアピールします。自分の主張の正当さを熱意を持って唱え、自分自身や政党への投票を必死で懇願します。しかしこれを誘導や強制だと反論する有権者はいません。興味がない人はチャンネルを変える、記事を読まない、前を通り過ぎる、それだけです。そして有権者は投票日に、静かに投票してその場を去ります。もちろん投票に来ない人もいます。これら自由意思に基づいた行動が保証されているからこそ、投票前日までのアピールは強制ではないのです。また、自党への投票の強要だと責められるという危惧から、「投票先は自分でも他の候補でも結構です」、「自党でも他党でも結構です」と中立性に拘《こだわ》る選挙活動はありえません。

社会に何かを主張し、なんらかのムーブメントを起こすためには、相当な熱意や積極性が必要です。中立性は熱意のなさと受け取られ、積極的な主張は、人々の関心をよび、問題に対する知識を高めます。それが、選挙では投票率を上げ、臓器提供では家庭内での会話やカードへの記入を増やすことになります。

そしてその主張とは、「現在、日本ではドナーが極端に少なく困っている」という情報の提供です。この情報が、今の日本社会には不足しています。「ずっと前に法律の何かが変わってから、移植問題は解決したと思っていた」と言う人も多く、アピール不足やアピール下手では人々の関心は冷めてゆきます。私は、日本と移植先進国を比較し、この啓発の積極性のなさがそのまま寡少なドナー数に反映していると考えます。「臓器提供をしても、しなくても、どちらでもいい」、「臓器提供を提案したい」、「臓器提供を勧めたい」、「臓器提供をお願いしたい」など、国によって啓発にはさまざまなアピールの仕方があり、それに対して国民が応えているのでしょう。少数の異質な議論や不満に逐一配慮し忖度する慎重さが、社会ではときには必要かもしれませんが、全ての意見を取り入れようとすると、物事は方向性を失い根底から崩れてしまいます。

脳死に関する誤解を解き、ドナー不足を訴え、臓器提供が増えることが必要であり望ましいと主張することで、社会が正しく啓発され、世論が前向きになり、提供施設で選択肢提示が進み、結果的にドナーが増えるでしょう。これに対して、誇張されてゆがんだ情報により臓器提供に署名するように誘導されたなどの論評は自然に淘汰されるでしょう。

「日本では臓器提供が少なく、待機者が困っています。助け合いの精神で、臓器の提供を前向きに考えてください。お願いします」と、瀕死の患者の家族に個人的に訴えることはタブーでも、公には言えるはずです。

ここまで移植側の学会の啓発姿勢について述べてきましたが、厚労省も、学会と同様に中立にこだわるスタンスを持っています。一方、ネットワークは、一般での啓発と、現場での仲介の二役を持っています。救急医療の現場では家族に対して、「提供する・しないは全くの自由である」と説明のスタンスを保つため、公での啓発の場で「提供をお願いします」とはさすがに言いづらいでしょう。やはり、社会の啓発に最も熱心で積極的であるべきは、待機患者を抱える移植側の学会や医師ではないでしょうか。

脳神経外科の手術・・トイレに行きたくなったらどうするの？

まず、基本的なことですが、突然の長時間の大手術を生業《なりわい》とする医師に、体調不良は認められません。私は、医師になって三十五年ですが、欠勤は一度もありません。医師は体が資本です。また、翌日に長時間の手術が予定されているときは、前夜から水分を控え早めに就寝します。七、八時間程度の手術であれば、途中で喉の渇きや空腹を感じることはありません。

手術に集中しているからです。

また手術中に、お腹がゆるいと話になりません。当然、普段から食べ物に気を配ります。それでも一度だけ、どうしても我慢ができず、手術をいったん中断してトイレに駆け込んだことがあります。プロとして恥ずかしいことです。

医学教育がかかえる諸問題

遠い将来を見据えた啓発教育

これまで述べてきたように、提供側や移植側のみならず日本の医療界全体が、移植医療について十分な教育を受けていません。しかし、既に医師免許を取得し、日々の仕事に追われる医師たちに、改めて教育を施す余裕はありません。そこで私は、現在はアマチュアですが将来は医療のプロフェッショナルとなる医学生に正しい教育を施すことが、即効性はなくとも確実に移植医療の発展に寄与するはずと考えました。とは言え、彼らが医師になっても、すぐに移植医療に貢献できるわけではありません。職場の上司や組織が臓器提供に誤解や偏見を持っていれば、若い彼らに活躍の場は与えられません。

彼らが研鑽を積み、十五年、二十年のベテラン医師となり、医療の現場のチーフになるときに、私の教育が結実すると考えます。「桃栗三年柿八年」といいますが、移植医療には二十年は必要でしょうか。

私の職歴のほとんどは市中の病院の勤務医ですが、二〇一〇年より七つの大学の医学部で、非常勤講師として計四十回以上、臓器提供側の諸問題の講義を行ってきました。そこで以下に、医学生に特徴的な、興味深い考え方や誤解などを解説します。

先入観の連鎖

移植専門の医師が、医学生への講義で、「君たちの中に、カードに提供のサインをして持っている人がいたら手を挙げて」と何げなく問うことがあります。尋ねるほうには他意はないのですが、実はこの質問は、学生らが非常に嫌がる、好ましくない問いになりかねません。医学生らは、一般の人とは異なる考え方をすることがあります。「医師になるなら脳死を人の死と思わなければならないのか」、「臓器提供するには脳死を人の死と思わねばならないのか」、「医師たるものは。臓器を提供しなければならないのか」、「自分は脳死を人の死と思わないので移植に関わりたくない」、「自分は臓器を提供したくないので移植に関わりたくない」などです。

つまり、医師になるならば、脳死を人の死と思うべきで、自分の臓器を提供すべきという先入観の連鎖で悩んでいることがあります。

医学部受験指導の偏向

彼らは、医学部を受験し合格するために厳しい指導を受けています。そして受験時の小論文対策として、移植医療とは無関係に、ただ「あなたは脳死を人の死と思うか」との課題を与えられることがあります。その際、本書で述べたような、「脳死は法規定に過ぎない」の論旨ではなく、哲学的や倫理的な思考基盤での小論文作成を指導されるようです。彼らのレポートには、「とりあえず脳死は人の死と思うと書いておくように」、「採点者の共感を得られるような文章を書くように」などの指導や、逆に「脳死判定基準や判定技術が不正確であり、医者の判定ミスで患者が蘇る可能性があるから、脳死は人の死ではない」などの指導もあったといいます。

一部の学生らは、議論のあり方に疑問を覚え、面倒だと思考停止し、単なる受験のための課題に過ぎないと軽視し、「体が温かいのに死んでいるとするのはおかしい」と批判的に受けとめていました。そして、移植医療は、脳死を人の死と思うか否かから始まる難しい問題ととらえ、うんざりしていました。そしてめでたく医学部に合格したのちも、移植医療の講義で、またもや「脳死を人の死と思わねばならぬのか」の疑問が再燃するわけです。

医学生に何を教え、何を求めるか

移植医療の教育の目標は、学生らに自分の臓器を提供するよう求めることではありません。将来どの診療科の医師になろうとも、臓器の提供や移植に積極的に関わり、待機患者らを救ってほしいということです。私は講義の論点を次のように整理しています。

一、医療のプロとしての医師に求められることは、臓器提供に積極的に関与し、移植を待機する見知らぬどこかの誰かを助けることである。

二、あなた自身・医師自身が、臓器提供したくなくとも構わないし、移植医療を快く思わなくとも構わない。公私混同し、他人様《ひとさま》の臓器提供の意思を否定し邪魔してはならない。

三、移植医療の主役はドナーであり、医師は脇役に過ぎない。

などです。すると彼らは、脳死を人の死と思わずにすむことに安心し、「ようやく移植医療を正面からとらえ考えられるようになった」、「脳死は人の死ではないと考える自分が、まともな医師になれるか不安だった」、「脳死議論が無意味だと知りスッキリした」、「医師は私情を挟むべきではない」、「自分の中で個と公の線引きする重要さを知った」、「医師として中立な立場で人を助けたい」、「医師は患者と家族のことを一番に考えるべきである」、「人の考え方の多様性を認め、勝手に肯定・否定すべきではない」、「関与への消極さが間接的に待機者を死に至らしめる」、「選択肢提示は提供の誘導ではない」、「自分は第三者ではなく当事者である」、「社会を俯瞰できる医師になりたい」などの正しい理解が得られました。

私が、多くのレポートの中で最もうれしく思ったのは、「自分は臓器は提供したくない。しかし医師として臓器提供、特に移植の手術には積極的に関わりたい」というものでした。ある意味、満点解答と言えます。

また、講義の他の論点として、

四、臓器の提供について、あらかじめ提供するか否かを決めておく必要はないし、決められるものでもない。話題に上ったことがあるだけでも十分である。そしていざというときになったら、皆で相談して決めればよい。

五、カードに提供の希望のサインをしても即、提供決定ではない。家族が最終の決断をする。

六、臓器提供は自動的に始まるものではない　担当医師が、この患者はドナー候補じゃないのかと考えることから全てが始まる。

七、移植医療には、透析などの医療費、渡航移植費と募金、裏社会での移植など、社会的な問題が絡んでいる。

などです。

すると彼らは、「家族が提供を拒否できることに驚いた」、「カードの提供希望のサインは家族への参考資料という説明には目から鱗が落ちた」、「臓器提供するかどうかは、そのときにならないとわからないという説明に安心した。決めておかなくてもいいと知って安心した」、「医師がドナー候補の存在に気づくという積極性が重要とわかった」、「日本ではお金の話はなんとなく卑しいこととする風潮があるが、講義で遠慮のないお金の話が聞けてよかった」など、多くの不安が解消され安堵していました。

そして、「渡航移植に頼るのは、日本の医者がヘタだから、移植手術の例数が少なくレベルが低いからだと思っていた」などという劣等感や、「脳死で目が覚めないと初めて知った。回復の見込みがないと知って驚いた」などの決定的な誤解の解消がいくつもありました。いったい誰が脳死は回復可能などと教えたのか、やり場のない憤りを覚えます。私が直接出向いて、全国の医学部受験校で真実をきちんと教えたいものです。

全国八十余の医学部がある中、私が定期的に教えているのはわずか五校に過ぎません。他の医学部での講義陣は、私と同様に、学生らの誤解や先入観を解き、個人の考えや価値観とは別にプロとして移植医療に積極的に関わるべしと教えているのでしょうか。

日本のドナー数は世界の最底辺をさまよい続けています。それにもかかわらず、医学界全体の腰が引け、提供側が過剰な中立性の担保を盾に「支援はするが、推進する立場にはない」と明言している間は、次世代や遠い未来を担う医学生にプロ意識は育まれないでしょう。

人の死の講義

私の講義では、医学生から「医師が医学部で、人が死ぬ講義をしていいのか」、「自分は人を救いたいので、人が死ぬのを見たくない」、「人が死ぬ前に、死んだ後の臓器提供の話をしていいのか」などの質問がありました。

これらに対して私は以下のように説明しました。人の生命が母親の胎内で誕生し、出産でこの世に生まれ、人生を送り、そして必ず死亡する。医師は、この全ての範囲で診療を行う。死亡だけを避けることはできない。いくら熱心に診療していても、最期の瞬間だけは嫌だからと目を逸らすことはできない。しかも死亡診断書を書くことができるのは医師だけなのである。人の死を熟知するのも医師のプロとしての役目である、と。

また、「人が死ぬとわかる診断基準があるのか」という質問もありました。さすが現代医学の申し子です。ミスや漏れを防ぎ医療のレベルを高く保つため、現代医学には、根拠（証拠）に基づいた医療（エビデンス・ベイスト・メディシン Evidence Based Medicine、略してＥＢＭ）が導入されています。そして日常診療にも、世界的データに基づくさまざまなガイドライン、基準、プロトコール、マニュアルが導入されています。医師が、医師個人の少ない経験や狭い意見に基づいて、自分勝手な治療をすることを防ぐためです。

しかし、それは全て治療のため、患者を救うためのものであり、死を取り扱うＥＢＭはありません。私の講義で、多くの医学生は、「臓器提供の講義を通じて人の死について学ぶことができた」との感想をくれました。私にとって思いがけぬ副産物でした。私を講師として呼ぶ大学側もまた、とても良い医療倫理の講義だと喜んでいます。

私は講義の最後に、いつも次のように結んでいます。

「医科学的には確立していても、啓発の不備や社会の不備が原因で救い得る人も救えないのはとても残念なことです。あなた方には、社会全般の情報を鵜呑みにせず、自ら吟味する能力を携え、人の言に安易に左右されない強く正しい自己を確立してほしい」と。

米国留学・・オハイオ州クリーブランド

私は、医師になって三年間の臨床修練の後、脳神経外科から一旦離れ、基礎系の分子生物学の大学院に進学しました。四年間の研究で医学博士の称号を得たあと、そのまま分子生物学者として、米国オハイオ州クリーブランドのケース・ウエスタン・リザーブ大学の生化学部門に留学しました。留学と言っても、労働ビザでの渡米で、大学では自分の研究をしつつ、米国の大学院生に講義をし、実験を指導する職業でした。その当時三歳の息子と、生まれてまだ二カ月の娘を連れ一家四人で見知らぬ土地に渡ったのです。クリーブランドは五大湖の一つ、エリー湖の南岸にある、米国の典型的な中型の工業都市で、日本人はほとんどいません。

とても寒い地方で、九月には厚手のジャンパーを着込み、十一月から三月までは豪雪に見舞われます。私たちは、そこに一年九カ月滞在しました。その間、大変苦労しましたが、私の人生の中で最も楽しい時期でした。

臓器提供の選択肢提示の諸問題

選択肢提示とは何か

臓器提供の選択肢提示（かつてはオプション提示と言われていました）とは、医師がドナーとなりうる患者の家族に、臓器提供の意思の有無を尋ねる行為を言います。以下に、私が実際に行ってきた選択肢提示をもとに、その状況を例示します。

脳死と危篤の状態の説明

患者は五十歳代の男性。妻と二人の子ども（高校生と中学生）との四人暮らし。ある日、いつも通り元気に出勤しましたが、職場で突然頭が痛いとうずくまり、そのまま倒れて意識を失いました。病院に搬送され、重症のくも膜下出血と判明しました。病院に駆けつけた妻は、夫の意識がなく、口からのどに管を入れられた状態に驚きました。私は妻に、本人の状態がすでに相当悪いこと、命に関わる可能性が高いことを説明し、一縷《いちる》の望みを求めて治療することを説明しました。

その後、十時間にも及ぶ大手術が行われました。手術室から集中治療室に戻った夫には、頭や体にたくさんの管が入れられ、機械がつながれていました。手術後数日間は、わずかに目や口を開け、手を動かしていました。しかし、やはり意識は戻らず、その後、状態はみるみる悪化していき、ついには瞬きもせず、顔や手足も全く動かさなくなりました。人工呼吸器が酸素を吹き込んでいますが、自分で呼吸をしている様子は見られません。私は妻に毎日会い、状態が改善せず、むしろ脳の腫れが進んで悪化していることを幾度も説明しました。

そんなある日、私はいつものように集中治療室に見舞いに訪れていた妻を別室に案内しました。静かな部屋で、私と担当看護師と妻がテーブルについたところで、私は「これまで考えられる手段を全て尽くしてきましたが、くも膜下出血が脳に及ぼした悪影響を止めることはできませんでした。現在は血圧は下がり、呼吸状態も悪化し、危篤状態にあります」と病状について話しました。妻は泣きながら、毎日説明を受けていたので、うすうす覚悟していたと話しました。

妻が夫の病状を十分に理解していることを確認したところで、私は居ずまいを正して「ここから先は少し違う話をさせてください」とことわり、次のように話しました。

「ご主人の脳は、全ての働きが失われている状態だと思います。私たちは頻繁にのどの奥に管を入れて痰を吸い取っていますが、管の強い刺激があっても本人は全く咳をされません。咳と呼吸の中枢は延髄という同じ場所にあります。現在すでに自発呼吸は失われており、代わりに人工呼吸器が酸素を吹き込んでいます。つまり呼吸中枢を含め脳の働きが全て失われた、脳死と考えられる状態にあります。脳は心臓の働きを調節する中枢でもあります。現在すでにご本人の心臓が弱くなっていますから、今後数日から数週の間に心臓が止まり、お亡くなりになることは避けられません」

臓器提供についての説明

夫が脳死の状態であるという言葉に妻はいっそう落ち込んだ様子でしたが、私はさらにつづけて、本人が自分の臓器の提供や移植について何か話していたか、あるいは臓器提供のカードを持っているかと尋ねました。

妻は、「えっ?」と不意を突かれた感じで首をかしげましたが、夫とは臓器提供について何も話したことはなく、カードについても知らないと答えました。

私はそれにうなずき、言葉を選びながら以下のように話をしました。

「日本の制度ではいま、ご本人の臓器提供の意思が不明の場合でも、ご家族が本人の臓器提供を希望することができます。もちろん拒否しても何の問題もありません。また、臓器を提供されない場合、現在の治療は中断せずこのまま亡くなられるまでつづけます。

しかしもし、臓器を提供するお気持ちがあれば、それには二つの方法があります。それは、脳死の状態で提供するか、もう一つは心臓が止まった後に提供するかの二通りです。今すぐに返事をしていただく必要はありませんから、ご親族でゆっくりご検討ください。ただ、念のために、ご本人が臓器提供のカードを持っていらっしゃるかどうかを調べてください。

提供についてのさまざまな疑問がおありでしょうが、それには私か移植コーディネーターがお答えできます。外部から移植コーディネーターを呼んで話を聞かれても、臓器を提供しなくとも構いません。コーディネーターは説明のためだけにも訪れます。また、ネットワークのホームページに詳しい情報が掲載されていますから、それを参考にされてもいいと思います。しかし、いずれにしてもいくつかの大切なルールがありますから、ここで説明します。

まず、脳死だからと臓器を提供しなければならないわけではありません。ご本人がもし臓器提供したいと書いたカードを持っておられても、ご家族が拒否することができます。決してご家族の意に反して無理やり臓器を提供することにはなりません。また、提供するかしないかのご返事には、いくら時間をかけられても構いませんし、結論が出なくても構いません。また、いったん提供を希望されても、後でいつでも撤回することができます。

臓器摘出の手術をしても体がバラバラになるようなことは決してありませんし、当院の手術室で数時間で手術し、お体をきれいにしてお返ししますので、お通夜やご葬儀には影響はありません」

妻は、うつむいたまま小声で「わかりました」とだけ答えました。

こうした説明のどこに誘導的で強制的な要素があるでしょうか。主治医が必死で治療の手を尽くし、礼を尽くして家族に説明します。治療がうまくいく場合もあり、不満足な場合もあり、また、死亡という最悪の結果に終わることもあります。その中で、患者の死が避けられないことを家族が納得した後に、臓器提供の選択肢を提示する流れには、何の不自然さもないと思います。

選択肢提示はなぜ避けられるのか

では、日本の医師はなぜ選択肢提示に疎く、避けたがるのでしょうか。前述のように、移植に関わりたくない、興味がない、忙しくなりたくないなどの主観的な要素が多いとは思います。しかし、他にも多くの理由があります。

まずは、移植は自分の専門外であり、自分が担当する患者の治療とは無関係だからです。通常、医師は、自分の診療科の範囲については相当な知識を持っています。そして、それぞれの患者の病状に応じ、自分ならこの治療方針を勧めるという考えを持っています。治療手段の選択肢は中立に提示するでしょうが、その言葉には、今はこの方針や手段を選ぶのがベストというようなニュアンスが当然含まれます。これを、誰も強制的な誘導とは責めません。なにしろ患者や家族は、病気や治療についての知識は浅いのですから、その医師が勧める手段が最善であろうと判断し希望するでしょう。

ところが臓器提供は、患者の治療方法の選択ではありません。患者はすでに死を避けられない状態になっています。そこで担当の医師が、なぜ自分が選択肢提示をしなければならないのか。誰か他の人がしてくれてもいいはずだと思うのにも一理あります。しかし、どこかの誰かを救うためと理解していれば、自分は専門外とは考えないのではないでしょうか。また、提示の文言自体は、提供をするかしないか、どうするかの一言であっても、家族としては多くの周辺事情を知りたいはずです。やはり医師は、移植医療は専門外であっても、選択肢提示は自分の業務の一つとして習得しておくべきなのです。

その他にも、患者がどのような状態になったら提示するのかという議論があります。脳死での提供の場合は「患者が脳死と考えられる状態のとき」、そして心停止後の提供の場合は「患者の存命が絶望と考えられる状態のとき」とされています。しかし、患者本人や家族が、脳死と心停止後のどちらの手段を選ぶかわからない状況で、医師が勝手に「脳死の場合は」と決めつけることはできません。患者側の立場では、脳死か否かは無関係で、

「生存が絶望と考えられる状態のとき」に提示されるというのが当然です。この提示のタイミングの案を多くの機会で提議していますが、なかなか理解は進んでいません。

あるいはどのような文言で提示するのか、つまり提供への誘導と受け取られかねないＮＧワードを避けるべしなどの問題があります。臓器提供や移植に関する総合的な知見があれば、細かい各論的な取り決めは無用ですが、事情に疎い医師らは細かい指導で言動を縛られ、よけいに嫌気がさすと考えられます。

脳死を説くから臓器提供がわからない

選択肢提示については、それだけで一冊の本が書けるほどの専門的な議論がありますが、本書では省略します。しかし、次にわかりやすい実例を一つ挙げます。

私は二〇一四年に、某県で開催された臓器提供の選択肢提示のロールプレイングディスカッションにコメンテーターとして参加しました。会議室のホールには県内の代表的な医療施設の、救急科や脳神経外科の医師や看護師が三十名ほど参加していました。このロールプレイングでは、集まった医療従事者が患者や家族の役となり、お互いに選択肢提示をし合うのです。しかしそれでは馴れ合いになりやすいので、その会では県内の劇団の俳優が家族の役として呼ばれていました。

状況設定は、次のようなものでした。重症のくも膜下出血のため最初から深昏睡の重症で治療の施しようがなく、回復の見込みがなくなった三十歳代の女性が、臓器提供を希望するカードを持っていたことがわかりました。そこで夫に臓器提供の選択肢提示を行うという場面です。会場には病院のベッドが置かれ、そこに患者が寝ているとの設定で、二人の医師がそれぞれチャレンジすることとなりました。

医師がテーブルに座り、夫がドアから入ってきました。馴れ合いを避けるため、医師はそこで初めて夫役の俳優と顔を合わせるよう仕組まれていました。夫役の俳優はさすがに演技がうまく、落ち込み涙ぐみ鼻水を垂らす様子は真に迫っており、会場に緊張が走りました。

医師は説明を始めました。しかし何とも自信のない小声で、「この度は……。脳の血流が……。脳の細胞が……。臓器のほうは……」。私は会場で耳をそばだてていましたが、いったい何を話したのかわかりませんでした。結局、夫役の俳優は臓器提供についての返事をしませんでした。もう一人の医師の場合も同様で、夫からの返事はなく、なんとも後味が悪い結末でした。

その直後、私はその俳優とフロアで話をしました。彼は、「脳がダメなのは幾度も聞いてわかりました。でも脳がダメでも体がこのまま温かいならばそれでも構わないと思ったんです。まず、脳死になったら、なぜ突然臓器移植の話が出てくるのかがわかりませんでした。そして臓器提供に『イエス』と言えば、次に何が起きるのかわかりませんでした。だから何も返事ができなかったんです」と説明してくれました。

この話に私は、「なるほど！」と、胸のつかえが一気にとれる感じがしました。先ほどの二人の医師は、患者の脳の話ばかりをしていました。確かに医師にとって脳死の説明は、法的脳死判定の項目を説明することになります。しかし一般の人はそんなことはわからないし、興味がありません。今、脳死か否か、脳死が人の死かなどは問題外で、夫が知りたいのは、妻はもうダメなのか、生きられないのかという点です。二人の医師は、脳については詳しく説明しましたが、「死が避けられない」とは一言も言っていませんでした。ですから、脳死になったらなぜ臓器提供の話がふって湧いて出るのかがわからないのも当然です。

そこで私は、以下のように説明しました。脳死とは脳の働きが全てダメになった状態で、心停止、つまり本人の死が数日の内に訪れる。臓器提供には、「拒否」と「脳死での提供」と「心停止後の提供」の三択がある。本人がイエスのカードを持っていても最終決断は家族が下す。決断は急かされないし強制でもない。いったん希望してもあとで撤回ができる、と。つまり、死が避けられないことと、臓器提供のルールを彼に説明したのです。すると彼は目を見開いて、「そんなふうに説明してくれていたら、脳死で臓器提供の話題が出てくる理由がわかったのに。『イエス』と言ったあとに何が起きるか理解できたのに」と残念そうに話していました。

脳の専門医が、脳の構造と、脳の働きと、脳の細胞と、脳の血流と、脳の腫れと、脳圧と、脳のヘルニアと、脳幹の反射などを必死で説明しても、家族は脳の話題ばかりでうんざりするだけです。そして、突然の臓器提供の話に戸惑ってしまいます。この、医師と家族の間の感覚の大きなズレこそが、臓器提供が進まない原因の一つです。

移植先進国での選択肢提示

では、諸外国では選択肢提示をどのように行っているのでしょうか。私は、機会がある度に外国のリーダーに尋ねてみました。

スペインの臓器提供の世界的指導者・ドクターM：「我々は家族を説得などしない。中立的な立場をとっている。我々は家族と幾度も会い、話をし、肩を抱いて仲良くなり、臓器がダメなら組織でも提供をという話をする。それで承諾率は八割を超す」

スペインの看護師（自身は脳死での肝臓移植を受け、オーストリアからスペインに移り移植センターで指導している）：「我々は中立的な立場で説明をする。それには環境作りが大切である。自分と家族の間の距離をつくり話を妨げるからテーブルは置かない。あるいは家族のすぐ隣に座り、肩や手などに触れてスキンシップを図る。視線は必ず家族に向け、一言一句ゆっくりと丁寧に説明する」

米国の移植専門医：「米国では選択肢提示をして家族の返事を待つ間、法的には死体とされる脳死の患者の管理をどうしているのか」という私の質問に対し、いったい何を言っているんだ？　という怪訝そうな表情で、「承諾を得るのにさほど時間はかからない。断られるのは説明が下手だからだ。我々は説明がうまいスタッフを送り込んでいる」

これが世界の実情です。それでも彼らは中立を保っていると言います。日本の中立とは大違いで、どちらを基準にすることもできません。国境を越えれば当然事情は異なり、日本が安易に彼らの真似しようとしても不可能なのです。

なんて楽しい！　バイクツーリング

私は、五十歳過ぎに第一線の救急医療から身を引き、手術を辞めて、落ち着いた医業に就きました。土日や夜間の出勤がなくなり、体調が回復しました。また三人の子どもたちが家を出て、やっと自分の人生を歩み始めました。

そこで普通自動二輪の免許を取得し、四〇〇ＣＣのオートバイを買い、ソロツーリングを始めました。なんて楽しいんだ！　もっと早くから乗っていればよかった！　というのが私の実感です。

私は毎週末、北九州市の自宅を早朝に出発し、日帰りで三〇〇キロから四〇〇キロを気ままに走っています。福岡県内はもちろん、近隣の山口県、大分県、熊本県、佐賀県、長崎県の胸のすく快走路で、四季折々の風を浴び景色を楽しみます。

よく、オートバイは危ないと一言で否定されます。でも、オートバイ乗りはオートバイの怖さをちゃんと知っています。自動車の運転のときよりも慎重に走るのです。

臓器移植のＱ＆Ａ・・疑問と誤解

これまで、臓器提供や移植についての多くの問題を解説してきました。ここから先は、私の講義や講演に寄せられたさまざまな質問と、それに対する私の回答を列挙します。

素朴な疑問

Ｑ：臓器を提供すると、体はバラバラにペチャンコになってしまうのですか？

Ａ：そのようなことは全くありません。第一、そのような失礼なことをするはずがありません。臓器を取り出す際、胸からお腹にかけて縦に一本の切開線が入るだけで、手術の後は丁寧に縫合します。まず首や手足を切り離す必要がありません。それに、もともと肋骨の膨らみがありますから、心臓や肺を摘出しても胸はペチャンコにはなりません。ただ肝臓を摘出すると、お腹がその分スリムになるかもしれません。

Ｑ：眼球を摘出した後はほら穴になってしまいますか？

A：ガイコツではありませんから、ほら穴にはなりません。眼球を取り出しても、その奥には脂肪組織が残っています。その上に専用の義眼をつけます。棺の窓からお顔を拝見しても、眼球を摘出したことはまずわかりません。もともと目をほら穴にして家族に戻すような失礼なことはしません。また、眼球を摘出しますが、移植するのは角膜だけです。

Q：目がなかったら三途の川を渡れないし、天国でご先祖様の顔を見られません。腎臓がなかったらあの世でおしっこができません。

A：おっしゃるとおりです。何も否定しません。個人の信条に基づき、臓器提供を拒否されても全く問題はありません。

Q：臓器をとられたら痛そうですが、どうなのでしょう？

A：それは大切な疑問です。考え方は幾通りかあります。

まず脳死の場合、医学的にはドナーはすでに深昏睡状態であり、しかも脳の感覚中枢がダメになっているので痛みは感じません。臓器摘出時に血圧や脈の変動が見られることがあるようですが、これは脳とは無関係の脊髄と末梢神経の反射回路によるものです。それらの変動があっても痛みを感じているわけではありません。

次に、そのような医学的な説明をしても、本当は本人が痛みを感じているかもしれないと、納得したくない人がいます。それはそれで、臓器提供を拒否すればすむことです。

他に、目だけは痛そうだから提供はイヤだと言う方は割と多くいらっしゃいます。痛いというより、目を触られたくないという感じです。もちろんそれで結構です。カードの「眼球」のところにバツ印をつけておいてください。基本は、どんな理由であれ提供が嫌でも構わないということです。

Ｑ：臓器摘出の手術って、誰がどこで、どれだけの時間をかけて行うのですか？

Ａ：ドナーが入院している病院に、臓器を摘出する専門の医師が来て、その病院の手術室で手術をします。脳神経外科医師が臓器を摘出すると勘違いしている医学生もいましたが、そんなことはありません。手術時間は、心停止後の腎臓だけの摘出であれば一時間ほどです。脳死での多臓器の摘出では五、六時間かかるかもしれません。当然ながら、手術の後はお体をきれいにしてお返ししますので、通夜や葬儀にも支障はありません。中には、摘出後の遺体はどこかへ連れ去られ、勝手に火葬されると思っている人もいますが、全くの誤りです。

臓器提供の意思表示ってどうするの？　カードにサインしたらどうなるの？

Ｑ：医師に臓器提供をするかどうか尋ねられたら、その場で答えなければいけないのですか？

Ａ：そんなことは全くありません。もともと医師はお尋ねしているだけで、その場で答えを求めません。皆さんは、別室であるいはご自宅でゆっくり相談してください。また返事はその日でなくても、また、結論が出せなくても結構です。ただ、「結論が出ない」ということを医師に言っていただくとありがたいです。医師が返事を待っている場合がありますからね。

Ｑ：臓器提供は決断を急かされ、サインも急かされると聞きましたが？

A：誰からお聞きになったか知りませんが、提供するもしないも完全に自由なため、急かされたり、強制されたりなどは全くありません。また、提供する、しないの結論が出ないうちに患者が亡くなることもありますが、それでも全く支障はありません。さらに最も大切なのは、いったん提供を希望しても、いつでも撤回できるということです。これを知っておけば、強制される、急かされるなどがあり得ないことがおわかりでしょう。

Q：患者本人がカードに提供希望のサインをしていたら、家族は断れず、提供を強制されるのですか？

A：パターンがいくつかありますので、それぞれを確認しましょう。

本人が提供拒否のサインをしている場合は、そのまま提供拒否が結論です。家族が提供したいと思っても提供はできません。本人が提供希望のサインをしている場合は、家族の出番となります。家族が希望すれば提供になりますし、家族が拒否すれば本人の提供の意思は否定され、提供にはなりません。これは、仮に本人の意思を優先させ家族の拒否の意向を無視すると、事後に家族からさまざまなクレームが寄せられる危惧があるからです。もし本人に、家族や親族が全くいなければ、本人の意思の通りになります。

Q：自分は学生ですが、カードに提供希望のサインをして父親に見せたら、「ろくな知識もなくその場の感情でサインしても意味がない」と言われました。

A：ちょっとそのカードを見せてください。確かにここにサインがあります。私がこのサインを見て、移植の知識があるかないかとか、その場の感情か熟慮の末かなどは全くわかりませんし、問題になりません。イエスは浅慮でノーが熟慮ということもありません。ここにあるのは本人の貴重な意思を反映したサインだけです。それで十分です。おそらくお父様は、あなたの臓器提供に反対したくてそうおっしゃったのでしょうが、あまり深く悩む必要はありません。そのカードは大切に持っていてください。

Q：私は大学生ですが、自分の臓器を提供したいと親に話したら、絶対にダメだと言われました。どうすればいいでしょうか？

A：あなたは現状では臓器を提供することはできません。しかし、あまり心配は要りません。なにしろ今すぐ提供するわけではありません。通常、あなたよりあなたのご両親のほうが早くお亡くなりになります。あなたが結婚し家庭をもったときに、あなたの配偶者やお子さんに、あなたの善意に満ちた提供の希望を伝えておくだけで十分です。提供するとの結論を出さなくても結構です。もし将来そのような状況になったときに、家族に判断してもらいましょう。提供したいか、したくないか、わからないか、決心がつかないか、いろいろあります。わからないや決心がつかないというのも意思の一つです。

ただし、過去のドナーの年齢の統計を見てみますと、例えば五十歳未満のドナーは脳死での提供では六割、心停止後の提供では四割強を占めます（図13　ドナーの年齢層）。つまりドナーになる

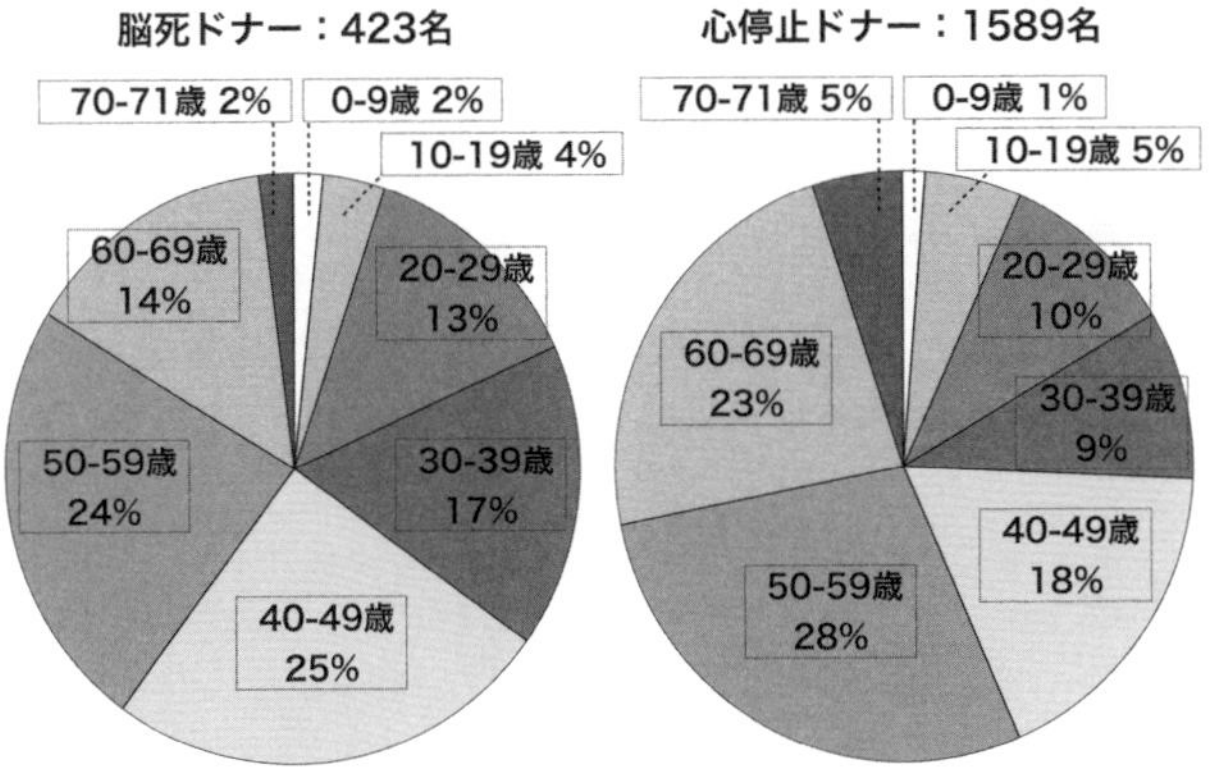

日本臓器移植ネットワークのデータより改変

図 13：ドナーの年齢層

方は、年齢が比較的若く、脳以外の臓器が元気だと言えます。そのような方には、高齢のご両親が健在かもしれません。その際にご両親の強い反対があれば、臓器は提供できません。これはルールと言えます。

もう一つ知っておいてほしいことがあります。日本では年間約一三〇万人の方が亡くなっています。この中で、日本での年間約一〇〇名のドナー数は、全体の０・００８％に過ぎません。将来ドナー数が年間二〇〇名になったとしても、全体の０・０１５％です。つまりカードに臓器提供したいとサインしても、その通りになる確率は０・０１％程度です。仮に今カードに、提供希望のサインをしても、さほど気にすることはありません。

Ｑ：本人が提供を希望していても家族が最終決定するならば、カードのサインの意味がないようですが？

Ａ：家族の立場で考えてみましょう。本人の考えが全くわからない場合は、家族が一から考えなければなりません。しかし本人が何らかのサインをしていれば、家族はとても考えやすくなります。カードのサインは家族へのメッセージと言えるでしょう。

Ｑ：どの臓器を提供できるかわかりません。医者から心臓が少し悪いと言われたことがありますが、どうなのでしょう？

Ａ：提供は今すぐではないので、ご心配は無用です。もしそのときになったら、移植専門の医師が各臓器が移植可能か否かを調べます。あなたが提供したいと思っていても諸事情でできないかもしれませんし、提供できないと思っていたのにできる場合もあります。問題は提供できるか、できないかではなく、提供したいか、したくないかです。カードには、提供したくない臓器にバツ印をつけよとあります。また脳死での提供を希望しても、脳死では提供できず心停止後の提供になったり、そもそも提供自体が不可能な場合もあります。要は、そのときの条件に任せればよいのだと気楽に考えてください。

Ｑ：カードにはいくつか種類がありますが、どう違うのですか？

Ａ：一つ一つ確認していきましょう。

まず専用の意思表示カードは、最近はコンビニ、病院、郵便局などにも置いてありますが、確実ではありません。必ず置いてあるのは行政機関（県庁、区役所、市役所、役場、保健所）です。そしてカードにサインして持っておけば、その一枚で一生使えます。書き換えたくなったら古いカードは捨て、新しいカードに記入できます。

（1, 2, 3, いずれかの番号を○で囲んでください）

1. 私は、脳死および心臓が停止した死後のいずれでも、移植の為に臓器を提供します。
2. 私は、心臓が停止した死後に限り、移植の為に臓器を提供します。
3. 私は臓器を提供しません。

（1又は2を選んだ方で、提供したくない臓器があれば、×をつけてください）

【　心臓 ・ 肺 ・ 肝臓 ・ 腎臓 ・ 膵臓 ・ 小腸 ・ 眼球　】

〔特記欄：　　　　〕

署名年月日　：　　　年　　月　　日

本人署名（自筆）：

家族署名（自筆）：

図 14：臓器提供意思表示カード　記入面

健康保険証、運転免許証やマイナンバーカードにも、意思表示の欄があります。形式は専用カードと同じです。しかしこれらのカードには定期的な更新があり、古いカードは処分されてしまいます。カードが新しくなるたびに記入するのも大変ですし、忘れがちになります。また、サインした後に線を引いて無効にはできますが、スペースが狭く新しい内容に書き換えることは難しく、そのカードを捨てられないという事情もあります。

インターネットを通じてネットワークＨＰから登録する方法がありま

す。これも、いつでも内容を変更できます。しかし大切なことは、自身の臓器提供の話が生じたときは、昏睡で危篤状態だということです。どのカードを持っていても、インターネットで登録していても、それを家族に伝えておくことが大切です。臓器提供の場合、家族がカードを探す、あるいは本人の弁を思い出すことから全てが始まります。ちなみに私は、専用カードにサインをして家族にそのことを伝えています。

もう一つ。どのカードでも意思表示欄の文字は小さく読みにくい上に、内容が少々複雑です（図14　臓器提供意思表示カード　記入面）。まず注意したいのは1と2と3の欄。1は脳死や心停止後の提供を希望、2は心停止後の提供だけを希望、そして3は提供拒否です。以前、この三つ全てに丸をつけていたドナー候補がいました。どれでも提供してよいの意で、内容をよく確認せずにパパッと全部に丸印をつけたのだろうと思いますが、なんと3は提供拒否です。真意を確かめようにも本人は昏睡状態です。その後いろいろな検討がされましたが、最終的には臓器提供にはなりませんでした。残念なことです。

そして同様に気をつけたいのは、提供したくない臓器にバツ印をつけよというのも誤りを誘導しそうです。

遺書の場合は、本人が弁護士と相談して内容を作成するので、死後も本人の意思がわかりやすいのですが、臓器提供の場合はそうではありません。カードの最後に家族の署名欄がありますが、ここは空白でも有効です。家族の署名があるほうが望ましいという程度です。特記欄には、組織提供や親族優先提供について記入します。特に親族優先提供については、ルールがとても複雑ですので、ネットワークのＨＰの、「臓器移植・提供を知りたい方へ」の中の「意思表示の方法」の欄や本書の「生体間移植の手続き・意思表示」の項（七ページ）を参照してください。いずれにしても、現行のカードへの記入にはよく注意してください。

臓器提供についてどう考えればいいの？

Ｑ：臓器提供について話し合っておくようにと言われますが、どう話し合ったらいいのかわかりません。

Ａ：それを、学会やネットワークや厚労省が指導しないので一般市民は困っています。私がお勧めするのは次の二段階の考え方です。

問一、あなたは自分の人生の最期に臓器を提供してもよいと思いますか？　「ノー」ならばここで終了です。

もし「イエス」か「わからない」ならば、問二に進みましょう。

問二、あなたは脳死という死を免れない状態で、臓器提供のために、心臓が動く温かい体から臓器を提供し冷たくなってしまうことを受け入れますか？

ここでイエスならば、脳死でも心停止でも提供が可能です。ノーでも全く構いません。心停止後の提供が可能です。この二段階の問いで全てをカバーしています。また、話し合いの際に、家族がイエスかノーかの結論を出したとしても、そこでとくに議論する必要はありません。「あ、そうなのね。覚えておくわ」で結構です。

ちなみに私自身は、脳死でも心停止でもその機会があれば臓器を提供したいと思い、カードに提供希望のサインをして家族に告げています。でも、私が万が一その状況になったとき、私の家族が私の臓器提供を希望するか拒否するかは全くわかりません。どちらでもいいと考えています。家族に任せます。

そしてもう一つ。もし私の大切な家族の一人が、そのような瀕死の状態になってしまったらどうでしょう。私はまず動転してしまい、臓器提供など冷静に考えられないと思います。どうにか心を静めて考えたとしても、家族の臓器提供を私が希望するか拒否するかは、今は全くわかりません。万が一その場合になったら、残った家族と相談して決めたいと思います。今決めておけと言われても、私にはとても無理です。

おそらく一般の人は、見たこともない脳死の状態で臓器を提供するかと言われてもわからないでしょう。臓器提供するかしないかは、その場になったときに、広く正しい情報の元で決めればよいことだと思います。大切なのは、バラバラにされるなどの誤解を元に結論を出さないことです。

しかし、話し合う際に、事情に詳しい医師や移植コーディネーターがいなければ、家族だけでは誤解を解くことができないでしょう。コーディネーターは、臓器提供が決まったときだけ来るのではなく、臓器提供の事情を説明するためだけにも来てくれます。コーディネーターを呼んだ後に、提供を拒否しても全く問題ありません。また、拒否したからといって医師やコーディネーターが気分を害することもありません。また当然ながらお金の支払いも、受け取りも発生しません。

ネットワークＨＰには、臓器提供や移植についての詳しい情報が掲載されています。普段から正しい知識を得ておくことが大切です。

臓器を取っていかれるの？

Ｑ：移植待機患者は、誰かが死ぬのを待っているのですか？

Ａ：これは大切な質問です。日本中で一年間に約一三〇万人が亡くなっています。待機者は、この中から臓器を提供する人を待っています。つまり、提供側の医師が選択肢提示をするか、家族が臓器提供の意思を表示するのを待っています。待機者は他人の死を待っているのではありません。

Ｑ：ヘリコプターが病院の上を飛ぶのは、ドナー患者の死を待っているのですか？

A：あなたは、ヘリにハゲタカのような印象をお持ちなのでしょうか。臓器を搬送するヘリコプターは、駐機場で静かに待機しています。マスコミのヘリコプターの上空旋回をそのように勘違いしたのかもしれませんね。

Q：移植コーディネーターは、病院を回り脳死患者を探し出しているのですか？

A：ドナー候補の情報があれば、病院の医師がコーディネーターに連絡します。コーディネーターが脳死患者を探すことはありません。コーディネーターは、ふだん病院を回り、資料を説明したり、体制整備に協力します。また一般社会に出て、啓発の仕事もしています。

子どもへの虐待隠蔽や臓器提供のための自殺ってあるの？

Q：子どもへの虐待を臓器提供で隠せるのですか？

A：おそらくは、臓器を提供すると体がバラバラになり、虐待の証拠がわからなくなるという、とんでもない誤解から生じる疑問です。実は全くの逆です。家族が臓器提供を希望すれば、ドナーの体は虐待の傷がないか隅から隅まで調べられます。また臓器提供の手術の際には、表面からはわからなかった内臓や筋肉の傷が発見されるかもしれません。虐待して臓器提供すると、虐待者にとって一番不利な状況になります。

Q：子どもの臓器提供では虐待を疑う記事がありますが、あれは何ですか？

A：日本の臓器移植法の特徴の一つに、「虐待の除外義務」があります。病気や偶然の事故が原因であっても、両親や親族がその子を虐待していたか、さらに過去に虐待をしていたことがあるかを必ず調べなければなりません。しかもこの調査は、提供施設の職員が行うのです。
なぜ施設側がそのような個人事情を調べる必要があるのかが、大きな疑問と負担になっています。この法律がつくられた際、子どもの体を切り開いて臓器を提供するような残酷な行為を望む親ならば、かつて虐待をしたことがあるはずだ、というような馬鹿げた議論がまかり通っていたようです。また、虐待には、身体的虐待の他に、無視や放置などのネグレクト、性的虐待、精神的虐待などがあります。これらの調査も義務づけられており、医療の現場では多くのクレームが出ています。
問題になった最近の事例を一つお話しします。昼間、母親が病気で熱を出して自宅で寝込んでいました。すると子どもが家の近くの線路付近で遊んでいて、列車にはねられました。重症となり病院に搬送されましたが、治療の甲斐なく脳死の状態となりました。家族はせめて臓器提供だけでもしたいと希望しました。しかし、虐待と認定され却下されました。母親が、子どもが危険なところで遊ぶのを放置していた、つまり虐待の一種の無視・ネグレクトと見なされたからです。親が普段からきちんと教育、指導していれば線路では遊ばなかったはず、というわけです。この理屈では、臓器提供に限り、子どもが横断歩道で交通事故に遭った際、歩行者信号が赤だったならば虐待と認定されるでしょう。ところで、この母親の行為は、調査で虐待と認定されましたが、逮捕や刑事告発にはならないのです。ただ、虐待と認定するだけなのです。臓器移植法はこのような多くの矛盾や問題を含む法律です。

Q：臓器を提供するために自殺するってありえるのですか？

A：興味深い質問です。法律は、自殺企図者からの臓器提供を認めています。しかしここでちょっと考えてみましょう。ある人が何らかの事情で自殺する。ところがギリギリのところで発見され、救急施設に搬送される。懸命の蘇生処置で心臓は動き出したが、意識は戻らない。脳死であることが判明し、あるいは心臓がまもなく止まりそうという状態で、本人の遺言やカードが見つかる。家族が、最後に本人の望みを叶えてやりたいと提供を希望する。なるほど、ありえる話ですね。

ところがそこには大きな落とし穴があります。変な言い方ですが、自殺が成功してその場で心臓が止まり死亡すると、臓器への血流がすぐさまなくなり傷んでしまうので臓器提供はできません。たとえ回復しても、あるいは植物状態になって生き延びても提供はできません。自殺する、ギリギリで見つかる、治療を受けるが回復は見込めずやはり絶望となる。意図してこのように進めることはできません。

結論は、自殺企図者から結果的に臓器が提供されることはありますが、臓器を提供したいと願って自殺しても、思った通りにはならないでしょう。

臓器提供は可哀相？　臓器は「モノ」？

Q：臓器提供は可哀相だと思いますが。

A：考え方は二段階あります。まず、臓器提供は人の死が前提です。つまり提供の前に、その方がお亡くなりになることがとても可哀相です。次に、ではなぜ臓器提供をする人がいるのかです。胸やお腹を敢えて切開し、臓器を摘出します。その臓器はそのまま捨てられるのではなく、どこかの誰かの体内で役に立ちます。ドナー本人や家族が、そこに意義を見いだすならば、私は可哀相を超えた価値があると考えます。ただむやみに体に傷をつけるわけではありません。あなたが可哀相と思うのは自由ですが、他の方が臓器を提供するのも自由です。要は、お互いの考えを否定しないことです。

Q：臓器はモノなのでしょうか？　私は以前テレビで、記者が移植関係者に、臓器はモノなのかと詰問しているのを観ました。それ以来、臓器がモノなのかどうかで考えが止まっています。（一般女子大生からの質問）

A：答えは簡単です。形がある物体は全て「モノ」です。例えば、あなたの彼氏からのプレゼントの品は、あなたにとって大切な「モノ」でしょう。あなたはその一人の記者の冷たい言葉の操作に乗せられ、臓器提供に悪い印象を植え付けられてはいませんか？　臓器は、どこかの誰かを助ける大切な「モノ」にもなります。

Q：他人の臓器を自分に移植すると、提供者の記憶や人格が移るのですか？

A：んー、ドラマや映画の見過ぎですね。もちろん記憶や人格は移りません。しかし、亡くなった方の善意の印である臓器が自分の体内に入り、体がみるみる元気になると、感謝の気持ちで人生観が変わるというのはよく聞く話です。

Q：臓器提供と宗教とは関係がありますか？　どの宗教だったら提供が多いとか少ないとか。

A：おそらく多くの方がこの疑問を持っているでしょう。私は国際移植学会の場で、「日本には仏教や神道の信仰者が多いと聞くが、臓器提供と何か相関があるのか」と、欧州の女性に質問されたことがあります。ある論文では（峯村芳樹ら：生命観の国際比較からみた臓器移植・脳死に関するわが国の課題の検討　保健医療科学二〇一〇年　五九巻三号）、世界の数カ国で、宗教や信仰と臓器提供との関連の有無を調査しています。その中では、はっきりとした関連はなかったようです。

しかし、私にはこの議論そのものが別の問題を醸し出すかもしれないと思います。宗教の話題は、日本で臓器提供数が少ないのは仏教や神道のせいじゃないかと、議論の方向性をつくってしまいそうです。私自身は三十例近いドナー候補の家族に選択肢提示をして、十一例の家族が臓器提供を選択し、それ以外の家族は拒否されました。その際、家族の宗教を尋ねたことはありません。なぜなら、どんな答えが返ってきても意味がないからです。

例えば、仮に仏教徒は臓器提供を避けたがるとします。では臓器提供を希望した家族が仏教徒の場合、信仰心が薄いことになるでしょうか？　宗教について考えても、結論は出ません。要は、日本の文化や宗教にドナー数が少ないことの原因を求めても無意味だということです。

ここまでお読みいただいた読者には、多くの知識が整理され、誤解が解けていると思います。テレビ・ラジオのニュース、新聞・雑誌の記事、あるいはインターネットでしばしば見られる、脳死になれば臓器を取られてしまうのか、医師は臓器欲しさに治療の手を抜くのか、医師は脳死になるように仕向けるのか、脳死患者は臓器摘出時に痛みで飛び上がるのか、脳死と言われたが手を握り返してくるこの子から臓器を奪い取るのかなどの議論が論外であることも、すでにおわかりでしょう。

では以下に、医学生が抱いていた興味深い誤解を挙げてみます。彼らには、受験のための学問や医学の知識のみならず、広い社会の正しい知識も身につけてほしいと切に思います。

COLUMN 8

オラ！　ケタル？　スペイン語は楽しい

私は約七、八年前に、ふと思いついてスペイン語を独学で勉強し始めました。テレビ、書籍、ＤＶＤ、インターネットなどを教材にコツコツと学び続けました。すると日常生活にも多くのスペイン語があることに気づき、洋画でスペイン語の会話が聞こえるようになりました。

スペイン語は、スペイン、フィリピン、メキシコ以南の中南米諸国などで、世界で四番目に多い、四億二千万人が用いる言語です。移植関係の国際学会ではスペイン語が母国語の人も多く、私が恐る恐るスペイン語で話しかけますと、彼らは、なぜ日本人がスペイン語を話すのかと驚き、とても喜びます。以前ソウルで開催された国際学会で、スペイン、エルサルバドル、アルゼンチンの人達と意気投合し、夜の街に出かけ、楽しく会食したことは今も忘れられません。スペイン語を話す人たちはみな陽気なのです。

私はふだんも街でスペイン語を耳にしたら、積極的に話しかけます。

Hola! Qué tal?（やあ、どうだい？）　スペイン語は楽しい！

医学生が抱く誤解

Q：自分の父は、こころは脳ではなく心臓にあると思っています。（医学生からの質問）

A：素晴らしいご意見です。なにしろ、こころを漢字で書くと心臓の心であり、心臓にこころがあると考えるのもごく自然です。国旗などに敬礼する際は、左胸の鼓動に手を当てる国があります。英語で「優しくなれよ。優しくしろよ」というのは「Have a heart. ハブ・ア・ハート」、また愛する恋人を「My sweet heart. マイ・スイート・ハート」と言います。やはり心や気持ちは心臓にあると考えられています。お父様の考え方でも結構です。医学的には意識は脳に存在し、一般社会ではこころは心臓にあります。

医師は、患者の意識がないとは言いますが、患者の心がないとは言いません。

Q：心停止後の腎臓提供では、家族は死亡宣告後の数分間で提供を決断するのですか？

A：授業で説明しましたが、心停止後の提供であっても、心停止の一日以上前から準備が必要です。心臓が動いている間に、家族は心停止後の提供をするかしないかを検討します。

Q：患者がまだ生きているのに、医師は患者が死ぬ話をしてもいいのですか？　治療の手抜きをしたと思われませんか？　臓器提供の選択肢提示は、治療を諦めたときにするのですか？

A：わかりやすくするために、癌の場合を考えてみましょう。患者の体内に癌が発見されたとき、医師はその癌の性質、部位や大きさ、周囲への進展や転移の有無を説明します。そして世界中のデータに基づき、何も治療をしない場合の平均余命《へいきんよみょう》（平均であとどれほどの期間生きられるか）を説明するでしょう。また、すでにかなり進行し、転移した癌の場合は、どのような治療を行っても死を避けられないだろうと説明するでしょう。また癌が全身を冒し衰弱してしまった場合は、家族にあと数日あるいは数週間の命などと説明するでしょう。

当然のことですが、この全ての場合で患者はまだ生きています。場合によっては、意識があり、笑顔で話したり、自分で歩いたり、職場で働いている場合もあるでしょう。そのとき、「患者が生きているのに死ぬ話をするなど言語道断だ」、「治療する前からすでに諦めたのか」、「治療の手を抜くのか」と責められることはありません。癌の説明では諦めたのかと責められることはないのに、脳死では責められかねないところに、脳神経外科医師としては不公平さを感じます。

医師は基本的に科学者です。どんな場合でも、科学的なデータと自分の臨床経験をもとに、病状を判断して説明します。医師は、「考えられる治療を全て行ったが効果がなく、命を長らえることはできない」と説明することはあっても、「私は治療を諦めました」とは言いません。

Q：臓器提供の選択肢提示をして、患者・家族に嫌われたくないのですが。

A：あなたは、なぜ嫌われるかもしれないと考えるのですか？　もし家族が臓器提供を望んでいたら、説明をした医師を嫌うどころか、機会を与えられたと感謝されるかもしれません。あるいは、医師があなたに難病が見つかったと説明しても、あなたはその医師を個人的に嫌いにならないでしょう。いずれの場合も説明のあり方は難しいのですが、この程度の困難さは医師の日常業務の一つです。一番の問題は、将来プロになるあなたの判断基準に、好き嫌いの感情的な要素が潜んでいることです。

Ｑ：自分がせっかく提供した臓器が、悪い人に移植されたらイヤなのですが。

Ａ：面白い質問です。もしほんのわずかでも、あなたが考える「悪い人」という種類の人に移植されるのが絶対にイヤならば、臓器を提供しなければすむことです。待機するレシピエントの優先順位に、血液型や待機年数などはありますが、良い人悪い人という項目はありません。

Ｑ：家族は、臓器を提供したあとで後悔するかもしれないでしょう？

Ａ：それはよくある質問です。では、こんな考え方はどうでしょう。医師の選択肢提示に対して家族が臓器提供を希望せず、ご遺体を連れて帰ったとします。通夜や葬式を終えて一段落した際に、もしかしたら「あのときは気が動転して落ち着いて考えられなかったけど、臓器提供していたほうがよかったなあ。本人はカードに承諾のサインをしていたし。臓器だけでも生き延びて病気の人を救ったら、我々の気持ちの拠りどころになっていたかもしれないね」と後悔することはないでしょうか。あることをして満足するか後悔するか。しないで満足するか後悔するか。いろいろな場合が考えられる中で、どうして提供して後悔することばかりを気にするのでしょう。

　さらにもう一つ。複数の家人それぞれがどのように後悔しているかいないかを、誰がどうやっていつまで確認するのでしょうか。日本人は、人の心を傷つけてはいけないと危惧するあまり、人が自ら判断を下したことの結果について延々と心中を忖度しがちです。しかし、人生の全ての局面で人は決断しつつ次の段階に進んでいます。私はそれでいいと思います。

Q：臓器を提供したら心が傷つくのですか？ 以前テレビで、のちのちドナー遺族の心のケアが必要だと言っていました。心のケアが必要ということは、臓器提供で心が傷ついたということですか。それなら私は臓器を提供したくはないのですが。

A：これはとても大切な質問です。

まず、提供の数週間後に、移植コーディネーターが厚労省からの感謝状を届けにドナーの遺族の元を訪ねます。移植で元気になったレシピエントからの感謝の手紙などを持参することもあります。そこでコーディネーターは礼を尽くし、ご遺族の様子やお話をうかがいます。家族によっては、コーディネーターの訪問を今後も希望される場合と、もう今回で十分と断られる場合があります。いずれにしてもご遺族の希望に従います。

次に話はさかのぼり、入院中の事情を考えましょう。臓器提供の場面とは、家族の一人がつい先ほどまでは元気だったのに、突然の死が迫っている状況です。家族は、気持ちの整理がつかず途方に暮れるのが当然です。また、臓器を提供しない通常のご臨終でも、家族の心は傷つき、嘆き悲しむでしょう。冷たい顔や手に触れて悲しみ、髪を整えて悲しみ、思い出や昔話をしては悲しむでしょう。臓器提供の場合も、本人が手術室に入るとき、手術室から戻ってきたとき、ご遺体を連れて帰るときなどさまざまな場面で、家族は悲しみや口惜しさ、喪失感などのつらい感情に襲われ傷つきます。そしてなかには、手術室に入る際、「手術、頑張ってね。臓器がどこかで生きていてくれますように」と願って泣く家族もいるのです。

家族の一人が亡くなるのですから、心のケアは確かに必要です。臓器提供後のケアは、コーディネーターが行います。私は、臓器提供の場合だけに遺族の心のケアの必要性を強調すると、無用な誤解を招く恐れがあると心配します。

Ｑ：内臓を取り出された体を荼毘《たび》に付しても物足りないし、臓器を取られたら損な感じがしますが、どうでしょうか。

Ａ：個人の信条ですから、どのように考えても構いませんし、それに則《のっと》って臓器提供を拒否されても全く問題ありません。

最後に医学生と交わした興味深い討論をご紹介しましょう。

Ｑ：ｉＰＳ細胞で脳を作ったらどうですか？（医学生からの質問）

学生：もしｉＰＳ細胞で自分の脳を作ったら、脳死はなくなるんじゃないですか？

私：脳は移植はできないよ。脳の形も動脈も静脈も複雑だし、もともと脳組織は手術でつなげられない。

学生：でも今は無理でも将来できるようになるかもしれないじゃないですか！

私：仮に脳を作ることができるとして、脳死に陥ってから、やおら作ろうとしても時間が足りないよ。

学生：でも、それでも、もしできるようになったら！

私：なるほどね。じゃあこれを説明しよう。君の体から細胞を採り、実験室でｉＰＳ細胞を作って、君の脳を作るとするよ。

学生：はい！

私：そして君の頭蓋骨の中に収まっている脳がダメになり、それを新しい脳と入れ替えたとするよ。
学生：はい！
私：その脳の中に、君自身はいるの？
学生：あっ！　……………
私：いないよね。君自身は今の君の脳にしかいないよ。新しい脳はコンピューターでいえば、ソフトも何も入っていないまっさらの箱だよ。
学生：……よくわかりました……。
私：よかったね。

現役医師が抱く誤解

では次に、現役の医師が抱く誤解の例を挙げましょう。

Q：「君は脳死を作っている」と言われました。（脳神経外科医師からの質問）
　私は、つい数カ月前に脳死での臓器提供に主治医として関わりました。そして臓器提供の意義をよく理解しました。しかし当時、脳死の患者の心臓がとても弱く、状態が不安定でした。家族が臓器提供をするかしないかの相談をする間、しかたなく強心剤の量を増やし、呼吸器の設定を強めて待機しました。しかし家族がいつ返事をするのかわかりませんし、いつまでこの延命処置をすべきか、自分でもわからなくなりました。家族が提供を希望すれば薬剤の増量や呼吸器の設定を強めた意味がありますが、もし拒否された場合に「はい、そうですか」と治療を弱めることができません。自分が何をやっているのかを見失いかけていましたが、結局、臓器提供することになり、結果的に安心した次第です。しかし、他の科の医師に「君は、そんな操作をして脳死を作っている」と言われ、また悩みました。

Ａ：この問題は、提供側の主治医が頻繁に抱える悩みだと思います。もちろん各主治医の考えに沿って行えばよいと思います。しかし、それでは答えになりません。私自身の考えは、臓器提供は人の死に派生する枝葉の一つと考えています。医師が見失ってはいけないことは、患者の人生の最後を立派に成立させることです。臓器提供に目を奪われ、患者の死という幹を損なってはいけません。家族が悩んでいる間に患者に死が訪れても、誰にも責められません。私自身は自然の成り行き、本人が持たなかった、縁がなかっただけと考え、恣意的な操作はできるだけ避けています。

　脳死でも心停止でも、臓器提供にはその事前の段階から、提供側医師の相当な努力と葛藤があると言えます。

Ｑ：心停止後の提供にしか対応できず申し訳ない。（医師からのコメント）

　私が勤務する病院は大きな病院ではなく、五類型施設（脳死での提供が許可されている施設）ではありません。心停止後の腎臓や組織の提供については体制を整えています。でも脳死ドナーが発生して家族が臓器提供を希望しても、心停止後でしか対応できません。申し訳ないと思いますが、どうでしょう？

Ａ：先生、ネガティブに考える必要は全くありません。家族に向かって「臓器提供の貴重なご意思はよくわかりました。当院では制度上、心停止後の提供に対応しています。それでよろしいでしょうか」と堂々とおっしゃってください。家族が落胆したり不満に思うことはないと思います。腎臓が提供できるんだ、と喜ぶに違いありません。

また、臓器提供は必ず成功させねばならないと誤解している医師も多くいます。しかしドナーの体調は死に瀕する最悪状態です。その弱った体の内臓も弱っている場合があるでしょう。本人や家族がせっかく提供を希望しているのに、主治医の落ち度で臓器がダメになったら、どう責任をとればよいのだなどと考える必要はありません。ダメだったら、それは縁がなかっただけです。提供側の医師は患者の命を第一に考え、臓器を逐一気にする立場ではありません。一方、移植側の医師は、患者が死亡することが大前提で、臓器を温存することを第一に考えています。移植側の医師が、ドナーを助けてくれとは言いません。この完全な線引き、住み分けが大切だと考えます。

Q：脳死じゃなかったら恥をかく。

これは、ある移植側の学会のシンポジウムでの、救急医療の高名な医師の発言の要約です。

「重症の患者が脳死とされうる状態（脳死と考えられるほど重症の状態）であると判断し、家族に臓器提供の選択肢提示をする。そして家族が提供を希望し、法的脳死判定をする。そのとき、無呼吸テストでわずかでも自発呼吸が見られたら、それは脳死ではないとわかり、恥をかいてしまう」

A：最後の「恥をかく」の一言には驚かされます。もともと法的脳死判定は、患者がすでに脳死に陥ってしまったか、まだ陥っていないかを確かめる検査です。まだ陥っていなかったとの結果がなぜ恥になるのか、少なくとも私にはわかりません。脳死だと誤診したと言いたいのでしょうか。また、それほどの重症であれば、数日の間には自発呼吸が消えて脳死に陥ることは避けられません。またその間に心臓が弱って止まれば、それもまた自然の成り行きです。

私が心配するのは、医師が抱く強い自我、主観です。患者や家族の心情は二の次。気位、自己顕示、プライド、矜持《きょうじ》、高慢、誇り、傲《おご》り、面目、体面、威厳、権威……。そしてそれらが傷つくと、恥をかく、恥をかかされると怯える。この医師の発言は彼の心情を吐露するもので、彼の人となりを理解しやすい例です。強い自我や主観は、実はどの社会にでもありうる厄介な障害物、大ブレーキなのです。

メディアへの反論

以前、記者の発言や記事で見かけた疑問や反論を、記者への回答の形で解説します。

Q：死には二通りあるのでしょうか。

A：本人や家族が臓器提供に反対すれば、死は一通りしかありません。臓器提供を希望するときに限り、法的な死が当てはめられます。もともとふだん医師が宣告する死は、何ものにも規定されていません。ところが、臓器移植の従事者やレシピエントにとっては、脳死は法的に規定された人の死でなければなりません。つまり、彼らにとってのみ死は二通りありますが、彼ら以外の全ての一般市民にとっては、どんな場合でも心停止だけが死なのです。

Q：子どもの臓器提供では、親が子どもの死を早める決断をすることになるから、子どもからの脳死移植はすべきでないと考えますが。

A：つまり、子どもが親の脳死での提供を希望するのはよくて、その逆はダメという主張ですね。なぜでしょうか。臓器だけでもこの世で生きていてほしいと願ってはいけないのでしょうか。人はいろいろな理由で臓器提供を希望し、あるいは拒否します。

Q：小児の脳死判定は一〇〇％確実ではないのではないでしょうか。

A：判定基準は確立しています。また成人でも小児でも、脳死判定には二人の専門医があたりますし、月日を経て検証作業もあります。これまで検証で、これは脳死ではなかったと覆った例はありません。正式な法的脳死判定を受けていないのに、「この子どもは脳死と言われたのに蘇った」などとの誤った主張に惑わされてはいませんか。

Q：子ども自身が、臓器提供の意思決定、意思表明するための環境整備が必要ではないでしょうか。

A：社会でさまざまな問題が起きると、しばしば環境整備が必要だとの主張が現れます。あなた自身は、一歳未満の乳児、言葉をまだ理解しない二、三歳児、小学校に上がる前の小児が、臓器提供の意思決定や意思表明をするために整えるべき環境とは、具体的にどのようなものと考えていますか？

COLUMN 9

生まれ変わったら・・・今度はビジネスマン！

本書をここまで読まれた方は、私が若いころは、狭くも非常に専門的な領域を目指していたものの、ときを経るにつれ、次第に多様性の高い、広い世界に目を向けるようになったことに気づかれたでしょう。

もし次の人生があるならば、私はできるだけ多くの人たちと出会い、広く多様な見識を得、社会の役に立つ人生を送りたいと思います。例えば、いくつもの外国語を自在に操り世界を駆け巡る、国際的なビジネスマンになりたいですね。

おわりに

移植医療の特徴は、一人の患者を治療するために、その患者以外の人の臓器や組織が必要なことです。つまり移植医療の発展のためには、医療界と一般社会の相互理解と協力が必要です。

ところで、医療のあり方には二通りあります。眼前の患者を治療する通常の医療と、広く社会に呼びかける公衆衛生的な医療です。塩分、酒、たばこは控えよう、帰宅したらうがいと手洗いを励行しよう。これらの公衆衛生的な呼びかけに即効性や治療効果はありませんが、呼びかけない場合と比べ、国民がより健康に過ごせるはずです。そして、通常の医療と公衆衛生が同じ場所に存在するのが、救急医療の場なのです。

医師は、医学の粋を集めた知識と技術で、眼前の患者を必死で救う努力をします。しかしそれが叶わぬ場合、その医師の脳裏に、どこかの誰かを救おうとする公衆衛生的な考えが共存しているか否か。これが移植医療の発展のカギなのです。

また、再生医療やバイオテクノロジーの発展で、移植医療は今に不要になると考える人も多いようです。しかし医学がどれほど発展しようとも、社会には大きな壁、つまりお金の問題が存在します。一つの臓器を作成するために、少なくとも数百万円から一〇〇〇万円が必要と言われます。その手術と術後の継続的な治療費も膨大になるでしょう。これをもし健康保険でカバーするならば、現役世代の給料から今以上の多額の健康保険料が天引きされることになります。「移植にまつわるお金の話」の項（四五ページ）で解説したように、移植医療が発展すれば、日本の経済に大きな恩恵をもたらすでしょう。

私は本書で、臓器を提供せよと主張しているのではありません。臓器を提供するもしないも個人の完全な自由です。私は、日本では移植の医学が十分に発展し、臓器提供、臓器搬送、臓器移植の社会制度が確立しているにもかかわらず、啓発や教育の不備で救える人たちを救えないのがとても残念なのです。

過去の残念な歴史の累積、消極性を中立性の保持と言い換える臆病さ、人の心の中を過剰に忖度するがために積極的に取り組めない啓発活動、脳死を中心とした誤解が蔓延した社会。私はこれらを解決に導くアイデアやヒントを本書に書きとめました。遠い将来、いや近い将来、本書が日本の医学や医療の役に立っていることを願ってやみません。

二〇二〇年一月

吉開　俊一

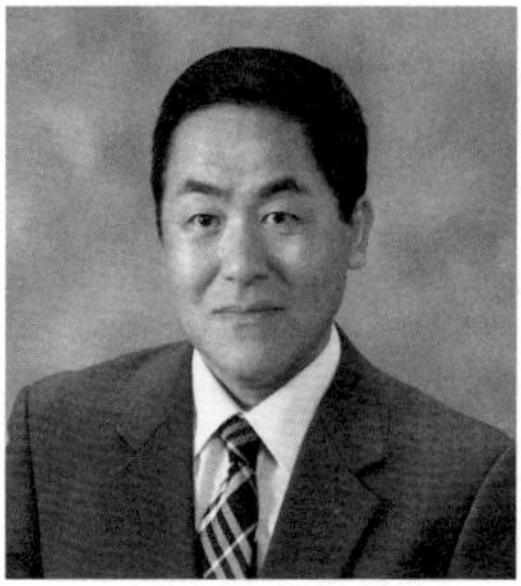

吉開　俊一
Yoshikai Shunichi

1960年、福岡県柳川市生まれ。1984年、九州大学医学部卒業。1991年より2年間、米国・オハイオ州のケースウエスタンリーブ大学に留学。その後、福岡県や山口県の病院で脳神経外科の救急領域に従事。その中で11例の心停止での臓器提供を経験し、日本における移植医療が啓発不足であることを認識。現在は、脳神経外科医師の立場で、臓器移植の啓発活動を学会発表、一般講演、大学での講義などで展開。学術論文、寄稿文など多数。

医学博士、日本脳神経外科学会専門医。

現在、北九州湯川病院勤務。

臓器移植の誤解をとく

いのちをつなぐ贈りもの

2020年2月4日　第1刷発行

著者　吉開　俊一

発行所　図書出版木星舎
〒814-0002　福岡市早良区西新7丁目1-58-207
tel　092-833-7140　fax　092-833-7141

http://www.mokuseisya.com

印刷　大同印刷株式会社

ISBN978-4-909317-14-8